U0927177

好女人，别让癌症盯上你

何裕民◎著

CNS PUBLISHING & MEDIA 中南出版传媒
湖南科学技术出版社
博集天卷 CS-BOOKY

图书在版编目（CIP）数据

好女人，别让癌症盯上你 / 何裕民著. -- 长沙：湖南科学技术出版社, 2013.6
ISBN 978-7-5357-7637-2
Ⅰ.①好… Ⅱ.①何… Ⅲ.①女生殖器－癌－防治 Ⅳ.①R737.3
中国版本图书馆CIP数据核字(2013)第092110号

上架建议：健康·生活

好女人，别让癌症盯上你

作　　者：何裕民
出 版 人：黄一九
责任编辑：林澧波
监　　制：刘　丹
策划编辑：张小雨
封面设计：刘红刚
版式设计：李　洁
出版发行：湖南科学技术出版社
（湖南省长沙市湘雅路276号　邮编：410008）
网　　址：www.hnstp.com
印　　刷：北京嘉业印刷厂
经　　销：新华书店
开　　本：720mm×960mm　1/16
字　　数：220千字
印　　张：15.5
版　　次：2013年6月 第1版
印　　次：2013年6月 第1次印刷
书　　号：ISBN 978-7-5357-7637-2
定　　价：32.00元
（若有质量问题，请致电质量监督电话：010－84409925）

自序

什么是让女人生癌的元凶？

——我为什么会写这本书

我从80年代初开始临床肿瘤疾病，陆陆续续接触了不少患者，到90年代，临床患者越来越多。由于我对医学哲学和医学方法论比较感兴趣，且有一定研究，所以对于一些临床奇特现象更愿意深思一下，并乐意探索其背后的可能因素。2000年后，女性癌症患者在明显增多，我深深地为这些患者饱受病痛的生活状态遗憾。

我接诊过教育部重金从海外请回的一位优秀年轻女性数学专家，她被某名牌大学作为专家引进，回到国内后没多久就感到乳头发胀、发疼，经过检查得知乳腺癌已经晚期，而且，已经骨转移……不久，这位女性就走了。如果她能够生存下来，也许，她现在已经是数学界的一颗璀璨的学术明星了！明星发亮前即陨落，让我惋惜与伤感。

随着与患者接触的增多，我慢慢发现一个现象：以前的临床经验中，我们总认为是因为肿瘤患者不好的生活方式，加上基因等问题，才会被癌症盯上，但是，在日渐增多的城市女性肿瘤患者中，你根本找不到她不良生活方式的蛛丝马迹——既不酗酒、抽烟，也不乱吃，更不日夜颠倒、生活无度……充其量她们中有少数偶尔开夜车，但偏偏是她们生癌了，而且，常发的就是卵巢癌、乳腺癌、肺癌、胃癌等比较棘手的癌种。

甚至有一天门诊，我一连接诊了4位女性患者，都是肺癌。对初诊原因不太好解释的，一上来我常常会习惯性地询问患者职业。结果，这4位女性中有2位从事与财务相关的职业，4个人都是长期坐办公室办公的工种。

我们通常认为，女性生癌是“二手烟”惹的祸，对这些长期待在办公室的女性，我常会一再仔细追问，结果却让人吃惊：她们的办公环境里没有人抽烟，家里先生及其他家人也不抽烟，完全没有明确的“二手烟”氛围。另外一个奇怪的现象是，一般蓝领中的操作工，比如从事环卫的女性，在我这里的患者很少，特别是患了肺癌的。按照常识，她们更应该被癌症盯上才对啊。当然，曾经有研究揭示：烹饪与女性生癌是有一定关系的，因为在高温下油烟中有大量的致癌物。但是，我在进一步追问中没有发现待在办公室的女性更愿意下厨房，这些现象让我困惑并久久不能释怀……

观察越多，我越发肯定了几个现象：近一二十年来，城市女性癌症患者在快速攀升，除了乳腺癌、卵巢癌以外，还有肺癌、胃癌等的发病率也在直线飙升。

这些女性生了癌后都非常苦闷，“为什么偏偏是我生癌？” 百思不得其解。我们从她们身上也找不到应该生癌的理由，基因缺陷，祖辈却没有；坏习惯、乱吃的情况，也没有；二手烟污染，情况也往往不严重……

随着疑问的越积越多，我发现，上述因素不一定是导致女性生癌的元凶，更有可能的是一些潜在因素没被人们所认识、揭示。因此，揭示其谜底需要全新的视角与指导思想。

临床上，随着资历的加深，我分析出：城市里生了癌的女性患者大多是我们社会舆论所肯定、认可的那些女性，或者就是我们通常所说的“好女人”。出于对女性朋友的尊重和感激，以及对患了病的不幸女性的怜惜，我觉得我应该把我临床观察和发现的事实，以大声疾呼的方式告诉每一位女性姐妹（包括她们的亲朋好友），呼吁每一位姐妹平时就要关心自己的生活方式，注意防范自我挖掘的癌症陷阱。我们所认可的“好女人”们，她们在默默地做奉献，她们的生活有规有矩，她们往往牺牲了自己来保全家人或他人，她们不幸生癌，更让人感到惋惜！作为科研工作者，我们有责任为此大声呼吁、唤醒更多的姐妹，在平时的生活中，尽可能杜绝癌症的陷阱。

这就是我一直想写一本关于城市女性为什么容易生癌，怎么来防范癌症，以及万一生了癌症又怎么努力走出来的专册的原因。

当然，作为专业人士，我不想仅仅从表面现象或科普角度来讨论女性癌症这一重要话题——介绍及解读临床现象，揭示根本原因，并给出一定解决方法的同时，还希望对不同的事实做出理论分析，提出相应的理论才是最终目的，因为只有有了理论解释，人们的认识才会深化，才会刻骨铭心地理解、铭记。

希望这本书能圆我之初衷，唤醒姐妹们在日常生活中，尽可能少犯基础错误，从而远离癌症！

如果本书在这方面对姐妹们有所帮助，那将是我最大的欣慰！

何裕民

壬辰年腊月十八晚于上海

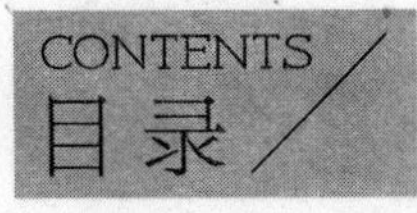

CONTENTS 目录

第一章 女人的好品格背后

没有环境和生活方式等因素存在，那些“好女人”生癌的原因又是什么？背后的原因，就是她们癌症的发生、发展的整个过程都与压力、情绪、个性心理等存在着密不可分的关联。

第二章 别做较真的好女人

过于较真、追求完美，认真又富有韧劲的女性，往往容易获得事业上的成功。那么，什么都要最好，身体受得了吗？慢性应激是癌症发生的一个重要缘由，而最完美的女性，她们的乳腺往往都败在了完美、较真、过度要求面前。

第三章 癌症爱找“职场狂热女”

女性工作狂容易罹患多种癌症。说到底，“工作狂”加剧了女性的机能失调，压垮了女性健康防范的最低防线，最终引起了“决堤”效应，各种问题接踵而至，包括多种恶性肿瘤。本质上，这都是女性“工作狂”自身过于逞强、逞能，不注意平时身体保养，不懂得有所节制，不善于排解压力惹的祸。

第四章
好女人，别让情绪害了你

忧郁、委曲求全、内向、多愁善感，从表面看，只是性格方面的特点，但是不良的性格特点、情绪会诱导致癌因素产生，比如，C型被认为是最容易患癌症的性格。学会宣泄，释放出去的不仅仅是泪水，更是致癌因素。

第五章
好女人的“惹癌”坏行为

有一句争议挺大的话：女人的子宫不生孩子就生肿瘤。虽然不是绝对正确，却有一定的道理。生活中，有多少的无意行为是危害健康的自虐行为？死要面子、盲目追求钱财、追赶时髦做丁克……还有太多坏行为，是女人生癌的直接元凶。

第六章 这些家庭主妇怎么了

临床上，以家庭主妇癌症患者为调查对象，有80%属于那些急躁易怒，动不动就发火的人。对于家庭主妇来说，也许这与社会接触面相对较窄，疏通发泄渠道较少有关。

第七章 好女人的防癌大法

城市中的女性，应该学会在适当的时候踩刹车：减慢生活，减法生活。你如果能够做到这一点，你就可以很好地储存明天。

第八章 何氏康复独家秘法

防癌、抗癌最有效的方法，首先从善待自己的心开始。

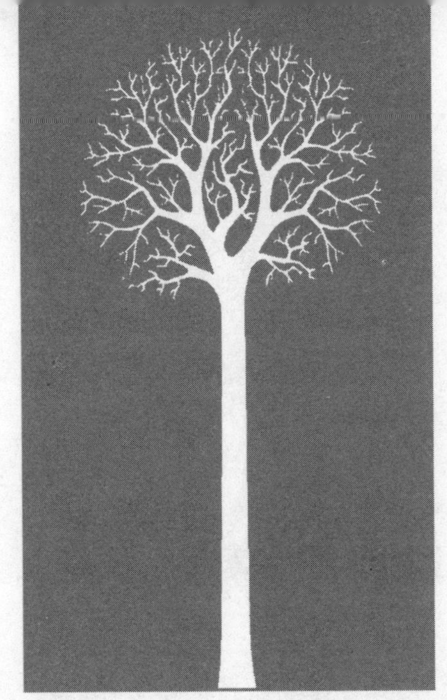

第一章　女人的好品格背后

没有环境和生活方式等因素存在，那些“好女人”生癌的原因又是什么？背后的原因，就是她们癌症的发生、发展的整个过程都与压力、情绪、个性心理等存在着密不可分的关联。

一 “压”出来的“好女人”

在我们的生活中，“好女人”总是受欢迎的。什么是“好女人”呢？首先是尽职尽责，克已利人，干什么都是让人交口称赞的。

这种女性小时候是听话的乖孩子，懂事，从不惹麻烦；成家后是好太太、好母亲，相夫教子、敬上亲友；在单位是好职工、好干部。所谓“上得厅堂，下得厨房”吧。

作为领导者，能有这样的下属是最省心的，交到她手里的任务肯定能完成，不用上级费心，再难的问题也自己扛，展现给人们的常常是微笑、和气和成功。

在家里，这样的女人会相夫教子，贤惠持家，她们爱家人，爱朋友，爱亲属，爱社会；对感情、事业和生活都会毫不含糊，极其负责……这些优点使她们站在了人类道德高度的顶峰，甚至让人“叹为观止”！

但是，问题也来了——这种事无巨细、认真恪守的个性常常让医生暗暗捏一把汗，因为她们的优秀品行中，透支了一切，唯独忘记了爱自己，不会放自己一马。而所谓的“含恨忍辱”“克已为人”是要付出代价的，“好女人”是克制出来的，是压力

“压”出来的。“好女人”是要为这些“好”付出代价的，代价之一就是癌症！

在我为癌症患者服务的三十多年中，诊疗的城市农村患者有三四万之多。相比农村来说，城市是个出“好女人”的地方。因为城市生活空间大，人际接触广，教育水平高，为女性提供了更多展示身手的机会，而在这样的氛围塑造下，城市女人情感更加丰富、细腻，所以，城市更容易成就“好女人”，也更容易委屈“好女人”。而城市里得了乳腺癌、卵巢癌、肺癌、胃癌的女性患者，主要就是那些凡事认真、做事情一丝不苟、追求完美极致的“好女人”。

这样的“好女人”为什么会生癌？

一个明确的答案就是：她们太认真了，什么都自己扛着！

她们可能自己都已经意识不到：自己每天过着的，只是让旁人满意的生活！如果她们仔细地想一下，这种奉献中有多少是自己愿意的？她们肯定会迟疑。“好女人”也是女人，不是圣人！她们不过是习惯了为人着想，习惯了委屈自己而已。而在这种习惯的氛围中，很可能暗暗埋藏着她们不为人知的不舒畅、不情愿，甚至是抱怨。只是她们觉得应该自己独自扛，应该自己独自忍！而且，她们始终默默地在扛、在忍。在这种日复一日的“忘我”甚至“舍我”情景之中，她们体内的神经、内分泌、免疫及代谢系统等，其实在不断受着侵害。至少，“弦”是始终绷得紧紧的，而这，就是癌症等许多疾病的开端。

女人的健康与内分泌系统的关系最密切，而内分泌系统又叫“精神-神经-内分泌”，之所以这么叫，就是因为内分泌系统的功能，与精神、情绪、心理的关系至为密切。这在女性身上体现得尤为典型——很多女性都有体会：如果这个月突然出差，或者家里出了什么意外，你为此紧急应对了之后，第一个改变的就是月经，可能迟来，甚或闭经……因此，国外最近几年有一门学科很是热门，称为“Psychoneuroendocrinology”，可以译为“精神神经内分泌学”，或者“心理神经内分泌学”，讨论的就是精神心理是如何通过神经系统，影响、干扰内分泌的。

我见过很多留学的女孩子，到了国外之后半年多不来月经，家长很着急，以为得了什么重病，就赶紧叫回来看病，但回国待了1个月，月经又恢复正常了。再回国外，又再次紊乱。原因就是异国他乡的求学压力，心理因素借助神经等机制，导致了内分泌的紊乱。

突发事件总会平息，留学女孩总会学成回国，或者在国外待长了会有所适应，但“好女人”长年累月维持好品质的背后，一直被压抑的个性所诱发的上述精神-神经-内分泌机制及相应代谢等诸多环节的长期紊乱，已经悄悄地成了她们潜在的健康杀手，甚至是癌症的“催化剂”。

突然有一天，某一点不适后进医院，或者一次常规体检，某某口碑可嘉、生活方式良好、平素身体壮实的“好女人”，接到一纸诊断，居然是患了某某癌症。一时间，所有熟识的人皆惊愕。这样的事情，在我们身边还少吗？

不久前，上海一位三甲医院的院长一脸无奈地向我诉苦：他们医院刚刚进行了一次例行体检，全院1600名在岗员工，约780名女性员工，居然一下子查出6位患了乳腺癌、2位患了卵巢癌、1位肺癌，另1位平滑肌肉瘤。一年中居然10位生了癌！而一年前他们全院也做过体检，也曾发现了多位女性癌症患者。现在究竟怎么了？每年哪里来的这么多女性癌症患者？他苦恼地问我。

女性朋友们，需慎乎！

二 女性癌症发病的U型变化曲线

深入研究女性癌症发病率的历史变化曲线是一个可以给人很多提示的工作。200年间，相对于男性，女性癌症发病率呈现出一条U型的变化曲线。

中西方早期的文献和医著中都谈到了恶性肿瘤问题，涉及男性和女性的癌症，但是缺乏客观的资料以分析男女之间患癌的差别。

有一份不算很早的资料很值得珍视，它是意大利人斯顿（R.Stern）调查得来的。他生活的年代是18世纪下半叶至19世纪上半叶（1760~1839），他对意大利的维罗纳地区做了首个男女癌症死亡率的调查分析。当时，他调查了一段时间内该地区男男女女所有死亡情况，对150673例尸体进行了研究，发现里面死于癌症的男女总人数是1136例，也就是说，死于癌症的只占总死亡人数的0.75%。然后，他进一步对男女死者进行分析，令人惊讶的是，一千多例死于癌症的患者中，男性仅为142例，女性则高达994例，男女比例为12.5：87.5，死于癌症的女性居然是男性的7倍之多！

而且，死于癌症的女性当中，约有1/3是因为乳腺癌，还有1/3是宫颈癌。当然，当时的死因归类应该是有缺陷的，因为他很可能没有做详细的尸体解剖，可能会漏掉一些死于癌症的人数，但这个比例对于男女来说应该是基本等同的。因此，这至少表明在当时，女性的癌症死亡率大大高于男性。

与斯顿的研究差不多时间，欧洲其他研究也记载了相类似的结果，只不过没有斯顿这么具体的数据。根据格里夫斯（M.Greaves）在《癌症：进化的遗产》一书中的记载，两百多年前（19世纪初），英格兰、威尔士、巴黎和日内瓦的死亡统计分析都表明：女性癌症患者人数及死亡人数均大大超过男性，比例约为3∶1。

这里面有一个因素应该考虑，当时空气环境良好，卷烟还没有发明，男性癌症中的大头——肺癌，可以忽略不计。不管怎么说，历史上，至少两百多年前，癌症发病及死亡情况是男性大大低于女性的，女性处于U型的第一个顶点。

进一步分析表明：19世纪中期至20世纪，男性的癌症发病率快速上升，很快就明显超过了女性。直到21世纪初以前，男性和女性的癌症发病率与死亡率的比例大概是3∶2，这时候男性明显占据主导。比如说，在1973年到1975年之间，中国的男性癌症发病率和女性发病率之比是90∶61；到了20世纪90年代初，两者的比例成为123∶66，仍是男性明显为多。我们认为，原因之一是男女发病都有上升，但由于卷烟的推广、快速的工业化、严重的环境污染等，促使肺癌、肝癌等成了主要癌症种类，男性癌症发病率显著飙升，因为这些癌症种类更容易伤及在外工作的男性（包括男性抽烟、酗酒习惯者）。而随着卫生条件的改善，原本发病率很高的宫颈癌、阴道癌等明显减少，使得整个女性癌症的罹患率有所下降。

改革开放以后的近30年，这一变化趋势有了一个逆转。比如说，2006年进行的全国第三次癌症死因调查表明：虽然较长一段时间内，不论城市还是农村男性肿瘤和女性肿瘤的死亡率均呈上升趋势，但20世纪70年代到90年代，农村死亡率上升趋势明显快于城市，上升增幅为51.11%：36.60%。而从20世纪90年代到2006年，情况正好逆转过来了，城市的上升趋势明显快于农村，上升增幅是城市33.41%：农村20.50%。何以解释？

我们认为：改革开放初期，城市生活条件改善，原来中国以营养不良、生活方式粗糙为主因的“贫癌”在城市有所减缓，农村则照旧，因此，出现了第一波的农村发病率/死亡率上升趋势明显快于城市之态势。

从20世纪90年代到今天，情况正好逆转，同一时间城市癌症的升幅居然是农村的1.6倍之多！到了2012年，这一趋势有增无减——最新的调查报告显示：现在城市的癌症发病率/死亡率显然高于农村，大中城市和发达城市高于一般城市，这个趋势非常明显。可以说，改革开放以后，城市取代农村变成了癌症的重灾区。这里面除了污染因素，还有更深层的原因：生活节奏加快，压力增加。正是因为随着改革开放的深入，工业化的加速，污染日趋严重，城市生活节奏越来越快，生存压力日重，人际关系日趋紧张等，大大加速了城市人群癌症的发病及死亡趋势。

这里面，更值得关注的也许是男女之间升幅及比例的变化趋势。

全国肿瘤防治研究办公室和卫生部疾病预防控制司联合推出的《中国肿瘤死亡报告》（2010年，人民卫生出版社）表明，1973~1990年，城市人群癌症死亡变化的幅度是：男性上升了47.44%，女性上升了20.36%，也就是说，女性的上升幅度只是男性的一半不到。但是，到了1990~2004年期间，这个比值却颠倒过来了——男性上升了33.79%，女性则超过男性，上升了40.59%。从原本只有男性的42.92%（47.44：20.36），反弹为120.12%，反而多出了20%以上。需要强调的是，同一时期农村的男女癌症死亡变化趋势却不明显——1973~1990年，农村男性癌症死亡人数上升幅度是65.2%，女性是20.79%；到了1990~2004年期间，男性上升幅度为21.43%，女性则上升了18.1%，男女的升幅都比城市小，尽管男女之间的差异在缩小，但男性升幅仍然较大，女性仍然弱于男性。

三 为什么越是大城市，女性癌症罹患率上升越快

上述这种男女癌症死亡的差异化趋势，越是在发达的大中城市，越是典型，这一趋势在上海表现得最为鲜明。

上海市疾病防控中心在2009年三八节前期发表过的一组数据表明：上海女性比男性潜藏着更大的癌症危机。有专家分析后认定：1976~2009年这33年间上海市市区男女性癌症发病率均呈持续上升趋势，但由于环境和生活方式等影响，与男性癌症发病率趋于稳定的情况相反，女性乳腺癌、卵巢癌、宫颈癌、肺癌等发病率呈现出年轻化趋势并发病数量快速上升。这33年间，该市市区的男女性癌症发病率均呈持续上升趋势，男性上升了46.5%，女性则上升了66.0%，女性增幅居然是男性的1.42倍，明显要快得多！除去老龄化和性别差异的影响，年龄标化发病率代表了环境和生活方式等可改变因素影响下的癌症发病风险。

我们说从历史角度来看，癌症的发病与死亡情况，女性和男性总体都在上升过程中，但表现出不同的变化趋势：200年

来，女性呈现出一个U型变化曲线，这一半是因为男性的快速变化——近百年来，伴随着卷烟的出现及快速工业化，男性有一个因为抽烟、工作环境剧变、压力陡然增加而癌症发病率/死亡率快速上升的过程；其间，女性则一度相对下降。然而，到了改革开放后，或者说，女性更多介入了现代城市的快节奏生活，崭新的、精彩的却高压力的生活，促使女性处于更大的压力、更快的节奏、更紧张的氛围下，女性癌症的发病率/死亡率快速上升趋势开始出现了反弹。甚至，在高压力的城市首次相对增幅大大超过了男性。其中，上海是最为典型的。

近期，大中城市妇女癌症发病率/死亡率增长幅度明显加快，佐证了上述分析。

对这一现象做何解释呢？专家们都有自己的见解。

多数专家认为：现代女性生活方式日益西化、饮食习惯不合理、频繁接触环境类雌激素、缺乏体育锻炼、肥胖，以及烟草污染等与癌症相关的危险因素，对女性这一波癌症发病及死亡率上升应该负有主要责任，这些因素威胁巨大，导致了她们的癌症发病率在现今状态下的反弹。

我们在十多年前还肯定了烹饪时的高温油烟对女性肺癌的增高也起到推波助澜的作用。

然而，这些解释又有其苍白无力之处，或者说漏洞百出。

第一，现代城市人群生活方式日益西化，不见得在这一点上女性比男性更赶潮流些。并且，男性应酬频繁，抽烟酗酒，日夜颠倒的人数，明显多于女性。第二，关于饮食习惯问题，据我们观察，女性往往更为注重些，因为性别特点，她们更顾及体型，不会暴饮暴食。至于接触环境激素，也不见得女性比男性更多些。缺乏体育锻炼则更是离谱，去看看城市小区，跳晨舞的，练晚操的，经常做锻炼的，女性大概是男性的数倍。中国的肥胖情况，也以男人为甚，应该说我们描写的男性成功人士，大都是胖胖的形象，大腹便便，且一副无所谓的架势，而女性则很惧怕肥胖，肥胖会让她们忐忑不安。至于烟草污染，那更有点勉强——上海男性主动吸烟率高达61.8%，女性仅为1.2%，相差不是一点点。而且，我们发现的女性癌症患者，大多都是财务、教师、中低层管理人员等，她们周边很少有人抽烟。因此，我们一直认为二手烟污染导致女性生癌的说法虽有一定道理，但它所起的“作用”被大大夸大了！而且，我们发现，蓝领的女性操作工，特别是像环卫工人等，照理说她们更多地接触尾气等污染，但是她们生癌的比例却不高。因此，这些解释显然是苍白的。

随着思考的深入，我们坚定地认为：在这个问题上，人们忽略了一个重要因素——对于城市女性目前癌症发病率飙升的现象，日见加快的生活节奏，日益增剧的生存压力，日趋强化的工作紧张感，是推动城市女性癌症上升的真正的“罪魁祸首”！

由于长期以来医学界的主流思想一直被传统的纯生物医学模式所禁锢，这一模式只是看重诸如细菌、病毒、基因、污染、饮食不良等有形之物，而忽略其他，因此，人们对压力、心理等似乎看不见的重要问题往往视而不见。

这，恰恰是我们最大的悲哀所在！

四 城市女性癌患，70%是“好女人”

就在前些日子，我听到了一个噩耗，我20世纪90年代初带的一位研究生走了。

这个学生在我带过的所有研究生（我带过的研究生、博士后、访问学者共有六十余位）中是很有才气的一个，能力也强，人更是很要强，各方面目标都定得很高。当时，毕业时他想留在上海，我觉得他很有前景，也做了些工作，希望能够帮助他留下。没想到送他出来的当地医学院认为他是个人才，许了他高职位，硬是把他挖了回去。回去后，有些承诺没法兑现。在上海时他经常参加我们的全国学术活动，但当地毕竟不像上海，学术平台不是很大。而后，一路坎坷，心情不畅，情绪失落得很。有一天，他妻子打电话给我，哭哭啼啼地述说他被发现有肝硬化，怀疑可能是小肝癌，那是2000年初的事。我当时给了他建议，也开了药物，调整之后，肝癌的重要指标（AFP）下来了，好像是虚惊一场，其实，那时候就有小肝癌先兆了。

逃过这一劫后，他仍不满足当地的环境，花了很大精力换了南方的一家学术单位，作为引进人才到了另一个医学院。开始干得不错，但是，他对自己要求还是太高，既想在行政上有发展，又想学术上有突破，还想其他方面有新的路可走，而且，对一些小事也常常不容易释怀。

当时，我就经常劝他说，你的肝不好，应该适当学会舍弃，舍得、舍得，有舍才有得。他只笑笑，没有听进去。没多久，又听说他的身体不行了，老是病恹恹的，但在学术上还是不放弃。随后他紧跟的一位上级领导出了点事情，他再一次被打入冷宫，受了冷落，跟同事及其他领导发了几次火，从那以后就一蹶不振，并再没与我联系……没有想到，再听到的竟是噩耗了，他居然就这么年纪轻轻地走了，死于肝硬化后的肝癌，而且他自己还是学医的。

与“好女人”同理，这个学生应该算是个“好男人”了，他总想做得更好——方方面面都好，而且，目标总是不断地提高，自然也没逃开要强“好人”难逃的命运。当这种情况出现在女性身上时，境遇不顺，偏偏自己又特好强，女性肯定比男性更容易郁闷，也可能同样难逃癌症的悲剧。

统计显示，女人普遍比男人长寿，这是上帝赋予的优势。因为女性承担着养育后代的任务，她们的寿命优势其实也是为繁衍后代准备的。但是，女性远比男性情感细腻，人际关系更为错综复杂，内外压力更大，诱发的心理冲突更多，这便是使许多女性逃不开癌症“魔爪”的原因之一。

据我主持的国家“十一五”亚健康课题调查组的一项研究显示：在我国城市女性癌症患者中，70%属于人们眼中的“好女人”。由此也催生着“红颜薄命”“天妒英才”之类的感慨。对此，专家的解释是：在日常生活中，“好女人”往往做事过于认真，为此特别较真，又注重别人的感受，所以，即便不满意也不爱发火，往往自己忍受着；生活上又追求有条不紊，一板一眼，为了达到这个目标自然会比那些邋遢、随意的女人要更爱张罗，更繁忙，更让自己难以放松，而这些“优点”都使得她们不善于释放自己的压力，所以，更容易被癌症盯上。

早在2004年前后，我们就发现了深圳“30岁现象”。在深圳，三十岁上下优秀的年轻女性，突兀地表现出了一个乳腺癌高发年龄段。一般地区的乳腺癌高发年龄段是四十至六十岁上下（中国女性乳腺癌中位年龄是48岁，比国际中位年龄58岁提前10年）。当时，我的解读是：这些女孩往往都是内地最优秀的大学生，要强，能力强，不服输，抗压能力亦不错。大学毕业后就在深圳闯荡，经过五六年拼搏，大都多多少少获得了一些成就，但是却付出了一些代价。在深圳这样的“爱拼才能赢”的文化氛围重压下，这些优秀的女性，一方面争强好胜，另一方面工作压力太大，又往往习惯于压抑自我，她们的生活充满了压力与坎坷，精神心理及植物神经功能与内分泌始终处于紊乱状态，雌激素分泌异常，可能就表现为不典型的月经紊乱，久而久之（5~8年之后），出现问题。作为雌激素的靶器官——乳腺受不了，癌变就接近了！

前几年，复旦大学海归的女教师、双博士学位获得者于娟，就是一位事业有成的“好女人”。她于29岁患了乳腺癌，31岁去世，她在用最后的生命写就的《此生未完成》中，自我检讨似的含血含泪之告诫，印证了上述分析，读来令人怆然涕下。而且，掩卷扼腕的同时，我们是不是该沉思一下，吸取点什么?

五 癌症慢性病，起病有“心因”

最新的癌症调查显示，女性的癌症发病率正明显且快速升高，而且大有年轻化的趋势。之所以如此，除了女性与男性共同的环境之外，女人细腻的心思、敏感的情绪等心理特点，应该是促使她们更多罹患癌症的重要诱因之一。

我在三四年前写了一本书，叫《癌症只是慢性病》，选购者要么自己是癌症患者，要么家里亲朋好友有癌症患者，他们说，之所以想买这本书，是因为这个书名使癌症显得不那么可怕，敢于谈及癌症只是慢性病的实质。那本书也提示了人们（特别是女性）一个绕不过去的话题，就是慢性病和心病关系密切。

换句话说，虽然作为慢性病的癌症并不那么可怕了，但作为慢性病，它的发生概率也大——特别是和心理、情绪、个性有关时。而且，发不发病，病后发展如何，往往一定程度受控于自我精神心理。

何谓慢性病？它在中医学中属于“内伤杂病”范畴，指的是一些起病相对较为缓慢，病程较长，病理过程影响因素众多，且错综复杂，往往表现为非线性纠葛关系，症状常常缺乏典型性，每每明显影响当事者生存质量，大都迁延难愈的一大类疾病。

中医学之所以称其为“内伤杂病”，有两个重要因素：

其一，其发病的动力源自于“内伤”，其本意是指“非天降之，人自为之”，主要不是外界致病因素所致，往往源自内在自我长期生活方式不良、饮食或劳逸不当、心理压力过大等，大半属于今天所说的“生活方式病”“心身疾病”。我在本章第二节中分析女性癌症发病历史上的U型变化之原因时，就明确指出必须把心理情绪等诸多综合因素考虑在内。

其二，病理过程每每从“内”而“外”，先有内在脏器或器官受损，慢慢才感觉到某些不适，此时一查，常常是问题已经很严重。与此同时，病情轻重或进展，常受制于自我的心理情绪状态及周遭环境等因素。

我在20世纪末主持全国专家主编《心身医学》专著时，就把癌症归因为“心身相关性疾病”。所谓心身相关性疾病，是指这类疾病发生、发展过程中心理情绪因素及压力等起着重要作用，这也是心身医学界的定论。我在2005年主编的《现代中医肿瘤学》中，更是较为详细地介绍了这方面概况：例如，国内上世纪50年代末进行的18省市跨地域调查中就发现食道癌（当时国内食道癌发病率奇高）患者有一定的性格特点，且发病前2年到半年常常（55%~70%）有巨大的情绪刺激（心理应激）。国际上，关于癌症与心理关系的研究论文更是不下千篇。米勒（1981年）曾对两百余篇相关论文做了归纳，指出：癌症的发生与心理因素有关，例如，无法解决的悲哀与乳腺癌关系密切，至少情绪应激可增强患者的癌症易患倾向，并可改变病程；癌症的治疗效果因患者的情绪与个性而异；确信已患癌症的患者，尽管进行早期治疗，往往迅速恶化致死，而对癌症持怀疑态度者却常常疗效较好；复发也与心理因素有关，很多人在复发前6~18个月内有过严重的情绪应激；癌症患者发生强烈的偏执症状时，肿块的生长就缓慢；有许多自发痊愈的癌症患者是精神分裂症患者。

因此，国际上出现了“心理肿瘤学”这一新兴的学科分支，且形成了相应的国际性研究组织，如欧洲便成立了癌症心理研究中心。

总之，癌症发生、发展的整个过程都与压力、情绪、个性心理等存在着密不可分的关联性。

城市女性癌症患者为什么会在近期明显增多？女性患者中又为什么偏偏是“好女人”占多数？其中，重要的一个环节——也往往是一般人受成见束缚而难以看得到的真相——这些女性所承担的压力常常更大些，所经历的心理波动也每每更为剧烈！

中国古人很有智慧，他们早就提出心身合一论。所谓心身合一，就是说心身之间密切地相互影响着，你影响我，我左右你。中医学中就有著名的“五脏生五志（五种情绪）”“五志伤五脏”之说，并强调内伤慢性病的诸多病因中，“七情内伤”是常见的、主要的致病原因之一。而且，有“上工守神”之重要理论，突出了防范治疗各种慢性病必须治心为先。重视情绪心理调整的原则。

我在2006~2010年间，承担主持了国家科技部的重点支撑项目亚健康的研究工作。研究中我们特别关注了心身之间的互动关系，揭示出了非常有趣且重要的相互关联性。

我把这种关联性称为“心身共轭”现象。

我们在调查研究中，把人常见的不适进行分类，其中，涉及身体不适的有9类：①疲劳。②消化不良。③睡眠障碍。④机能失调。⑤免疫力失调。⑥过敏。⑦过早衰老。⑧疼痛。⑨便秘。心理偏差则归纳为2种：①抑郁。②焦虑。社会因素则从4个方面分析：①社会支持。②社会压力。③社会适应。④自信满足感。由于中国人忌讳性生活问题，所以没有考虑进去。

同时，完成了全国1.4万多例的人群健康状态调查，并对调查获得的海量第一手资料借助“结构方程模型”（SEM）进行处理。处理后结果清晰地提示：**心理与躯体之间存在着明确的“共轭现象”——心理因素强烈地影响躯体健康（路径系数为0.79，非常之高。路径系数1为直接对应关系）**，而躯体对心理的影响为0.14，较弱。此外，社会因素对躯体的影响，常是非直接的，需通过心理因素“中介”，而后才间接作用于躯体。社会因素对躯体的间接作用效应为两个路径系数的乘积（$0.68\times0.79\approx0.54$），应该说这一影响也是比较强烈和明显的。

这个研究是国际上第一次用客观数据揭示心身之间互动关系的具体情况，这一结论最清楚不过地揭开了“社会→心理→躯体”的客观现象及其强弱程度。至少，**它充分肯定了一点——社会因素影响着个体的精神心理，后者又进一步左右着个体的躯体健康。**

我想，这也许就是国外医学界强调要用“社会→心理→生物医学模式”替代过去西方纯粹的“生物医学模式”的初衷所在吧。

其实，2010年的国外医学杂志发表了一篇更有意思的研究结果。他们调查了四千多例同一民族的妇女，年轻时都有过挫折，情绪长期处于慢性应激状态。结果发现：她们的细胞“端粒”比常人要短。众所周知，细胞“端粒”决定着细胞的代谢次数，而细胞的代谢次数减少细胞的寿命，后者又影响着人的寿命。细胞“端粒”和人的寿夭休戚相关，“端粒”如果短的话，这些人即使不生病，也容易夭折，寿命一定比常人要短一些。

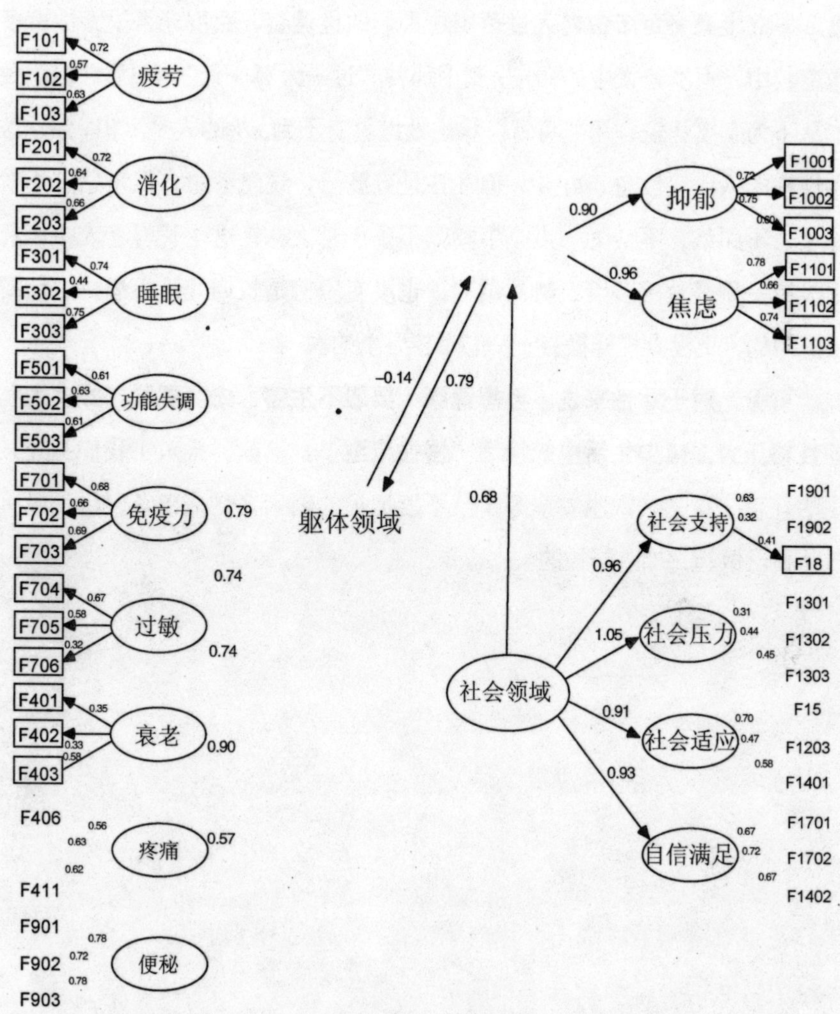

注：本结果是课题组成员尹守乙研究生在博士后徐丽和倪红梅副教授等的指导下完成的。其中，方框内为一个个具体的症状表现，过于专业，不一一详细枚举。详细可以参见《中医心理学临床研究》（何裕民主编，人民卫生出版社，2010）。

讲到这儿，我要讲一个简单的研究现象。上海崇明岛又被叫作“长寿岛”，岛上有一百多位老人过百岁。人们做过调查，百岁老人里女性占多数，其中，百岁老人中的60%是属于那种“过一天算一天”的B型性格，她们从不为杂事计较，用“将就”状态处世。有不到30%的人是A型性格，这种性格的人比较性急、好斗，但往往是直肠子，说急就急，但是急过了就算了，不纠结，不会为一点小事闷闷不乐。总之，在这些长寿老人中，几乎没有一例是敏感多疑、特纠结的，也没有一例是长期处于不痛快、郁闷状态中的，更没有样样操劳、一心掌控万事的。

可见，**对于女性来说，要想健康，要想不生癌，先要摆脱“好女人”的性格压力，减少生活中的情绪“慢性应激”**。这些，相对于我们身处其中的环境、食品、饮水安全等自己不能把控的因素，是最应该，也是最可以从自己做起，加以防控的。

六 心身共轭：生癌由心起

人们常说心身相关，许多疾病起源于心因，或者说至少心理在其中起着重要作用。作为公认的更注重情感的女性，精神心理因素起到的作用常常更为突出明显。

首先，我们强调，千万别小看精神情绪对女性健康，甚至寿夭的重大影响。下面这个故事可以证明这一点：

很多夫妻伴侣的爱情故事都让世人羡慕，但印度有一对夫妻可谓将“伉俪情深”这个词演绎到了极致，并充分体现出心身之间密切的关联性。据2011年11月20日的《印度时报》报道：有一对夫妻，结婚70年，感情非常好，在听到丈夫的死讯几分钟后，妻子也崩溃去世。

这对夫妻结婚的时候丈夫21岁，妻子12岁。18日早间，91岁的丈夫突然死亡，而现年82岁的妻子当时还在邻村的儿子家里，几分钟后，丈夫死亡的噩耗传到她的耳中，她当即崩溃，随后被送往医院。到医院的时候就发现她已经去世。警方检查表明：两人都是自然死亡。

专家也无法解释他们相继去世的原因，或许是因为多年的夫妻生活使他们之间有非常强烈的联系，双方觉得没有对方都无法生活下去。强烈的负性心理暗示，促进一方生理上迅速崩溃，诱发猝死。当然，大部分情况下，当情深义重的夫妻双方，其中一方先去世后，后者的死亡也会加速，但很少有在同一天去世的。早先，英国的一项研究提示：丧偶以后，一两年内另一方的疾病罹患率及死亡概率都会增加许多。中年居丧期（2年内）的癌症发病率会上升30%~40%。临床还发现：1/7的癌症患者会出现夫妻癌现象——夫妻一方先生了癌，不久对方也患了癌症（尽管往往癌症类型不一）。而且，男性先生了癌，女性接着再生癌的概率更大些，因为女性的情感更为脆弱些。

对于上述印度夫妻差不多同时猝死的情况，也有专家称，可能是因为老人听到这个消息过于激动，太过于震惊而导致心脏无法承受。即使是健康的人听到伴侣去世的消息也可能会生病，也许是因为健康不仅仅是身体上的，也可以是精神上的。很多夫妻因为年老或许已经无法照料对方的日常起居，但他们仅仅因对方的存在就能获得力量。

再回到我们承担的国家课题研究。心理（抑郁/焦虑为主要表现的）对各种躯体机能及症状的影响因素（路径系数）是0.79，接近80%，换句话说：一有心理波动，生理就明显受其牵制，牵制力达到0.79（如果是1，就是个绝对数了；它的关系就像水在常压下100℃一定沸腾，99℃还不会沸腾一样。生物学中没有绝对数这类因果现象。因此，0.79已经是非常高的了。而躯体对精神心理也有影响，但影响值只有0.14）。这个0.79，是结构方程式计算出的数值，既可以看成是影响强度（心理波动有多强，躯体相应的约有80%的机能变化），也可以看成是影响概率（情绪起伏80%的情况下引起生理的改变）。而不管如何解释，影响力非常强大是客观存在的！

而“好女人”，说白了，讲的是她的品行、行为、个性及情绪特点等，而不是身体壮实与否，因此，主要是个性心理问题。癌症，则是躯体病变。“好女人”为什么容易生癌？其中主要就体现着“心身共轭”机理，但这只是共性的机理。具体的机理将结合“好女人”的不同类别，较深入地展开。

总之，在讨论女性癌症问题时，千万别小看心理对女性生死及健康的影响。

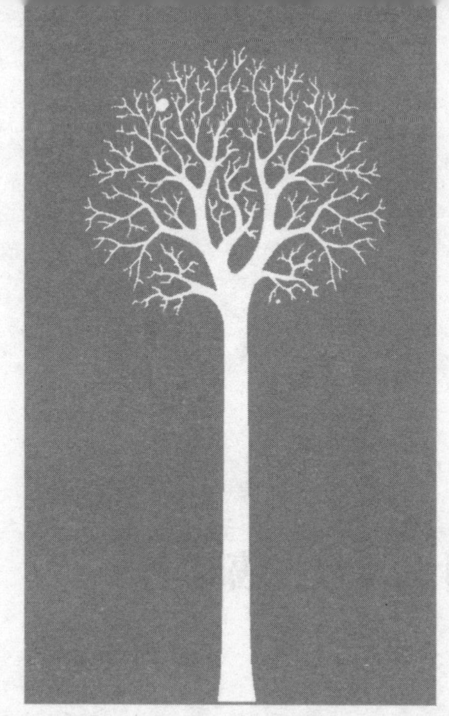

第二章　别做较真的好女人

过于较真、追求完美，认真又富有韧劲的女性，往往容易获得事业上的成功。那么，什么都要最好，身体受得了吗？慢性应激是癌症发生的一个重要缘由，而最完美的女性，她们的乳腺往往都败在了完美、较真、过度要求面前。

一 她们为什么反复被癌盯上

有个女患者给我留下了特别深的印象。她是某直辖市的审计局领导，人很精神、利索，一看就是个女强人。那天，她拿着我的《癌症只是慢性病》，并带着一个助手来找我，开门见山地说："教授，如果我早看到你这本书，我就可以少吃很多苦头了。"我问她为什么，她说，她从1992年开始就不断生癌，18年间，前前后后一共生了4个癌。而且，都是独立的，非转移性的。最先是肾癌，然后，两侧先后分别是乳腺癌，且都是单独发展的，非转移过去的，几年前又患了肺癌。她始终不理解，她生活很有规律，有轻度洁癖，从来不乱吃，而且，祖上父亲母亲两条家族谱系中都没有癌症病史，不知道为什么多次生癌，这让她很郁闷。看了我的《癌症只是慢性病》后，她总算解开了这个疙瘩。因为她是搞审计出身，好强、拼命工作，从最基层干起，一步步提升，很早就提了副厅，她对下面的人所做的（审计）一切都不放心，都要自己亲自审核过。她自我调侃说："我也知道，下面的人都怕我、恨我、嫉妒我，但我是领导啊，在他们上面，能力又比他们强。所以，我每一次生癌，部分人都会暗中庆幸。”但她自认为体质不错，每生一次癌，不久就康复了。但是，她就是解不开这个“疙瘩”——为什么老是我“中奖”？为什么我会接连不断地被盯上？

现在，她总算明白了，她18年中为什么会接连生4个癌，主要原因就在于自己太较真，太追求完美了！什么都要做到最好！对别人一点不放心，一定要亲力亲为。作为她这样的领导，管得这么严格，上上下下人际关系绝不可能轻松。如此，自我始终处于持续的高压状态。因此，就容易被癌症盯上。

这种情况非常常见，我在临床中反复碰到。

近期，某大公司的财务总监，属大型国企的领导，也算是个副厅级的干部，她退休了，62岁的时候来找我，两个女儿陪着她来。她也十多年间生了4个癌，唯一不同的是她两侧单独性的乳腺癌，一次肺癌，最近又发现甲状腺有癌变。我明确地告诉她，这次甲状腺癌肯定是原发的，不可能是其他地方转移过来的。她也纳闷地跟我说：“搞不清楚，我为什么会生这么多癌？没有理由要这样惩罚我，我又没有做错什么。”其实，她的情况与上述病患如出一辙，都是长期过于较真惹的。进一步说：乳腺癌和甲状腺癌都和内分泌有关；肺癌则和压力及免疫有关系。她在求我看病的时候，还是那样个性不改，一字一句都要较真到底，什么都要弄得清清楚楚。

她的两个女儿陪在身边，不停在劝她，她就是我行我素。我帮助她分析：你想过没有，为什么会这样反复地被癌症盯上？她说：“我生活很有规律，吃睡都很好啊！家庭也和睦，祖上也没有癌症历史，我也不知道……”

我就举了上述例子，同时进一步帮助她分析：作为一家超大型公司的财务总监，工作压力可想而知，一位女性能做到财务总监，能力也可想而知，你说你什么恶习都没有，完全可能，唯一合理的解释绝对不是生活方式不当，而是压力与个性问题，你凡事太较真了！她两个女儿接连点头，充分肯定了我的判断。她则似有所悟……现在，她还在治疗中，情况倒还不错。

二 过于较真，易得消化道癌

在我接触过的女性癌症患者中，生过独立的多个癌的很是普遍。而且就集中在乳腺、卵巢、肾癌、甲状腺癌、肺癌、胃癌这些癌种上。可以说，一次又一次被癌盯上的女性并不少见，且就是集中在财务、教师及办公室中低层管理者之中。

对这类女性病情的纠治，如果不着力于适度优化其个性，适当改善她们的过于较真的生活态度，否则再依赖药物或手术，也将是事倍功半的。

我在临床中还发现，那些生性认真，甚至较真的人，容易患消化道癌症，尤其是胃癌。而临床上很多有较严谨职业背景的人，往往行事一丝不苟，过于较真，比如一些搞工程技术、党务、数学（比如统计、审计）或工作与财税有关的人，常属此等类型。搞工程技术的，一个小数点也不能错，错了一座楼就可能塌了；做党务的也属于服务性工作，上面要对领导交代，下面要对群众负责，所以说话办事都要很有分寸，否则就容易引起误解；财税方面的更是，稍微一错神，就可能造成不能挽回的经济损失……这种职业的要求、工作行为久而久之就会影响到她们的个性，泛化为她们的生活行为准则。即便下了班，离开了岗位，仍旧恪守这种习惯。她们不知道，这种习以为常的个性，是各种癌症悄悄地盯上她们的潜在因素。而且，这种爱较真的女人一旦生癌，其较真、执拗的个性，也明显地不利于癌症的治疗和身体康复。

三 秉性难改，康复难求

有一位胡女士，原先得了肠癌，手术化疗后不久又转移到肝脏，她来找我看病时，肝脏转移正在治疗中。我与她接触的第一时间就猜出她是工程师，因为她给我看的病史，和她自己总结的检查指标变化，都用柱状图、曲线图清晰地标明了，哪怕一个指标这次比上次高了1%~2%，她都会如临大敌，认死理地弄个明明白白，像做科研一样严谨规矩。

当时，我就批评了她这种爱较真的态度，她却不以为然，认为自己搞了一辈子桥梁设计，事事认真负责，也因此能出成绩，并认为这是很好的处事方式。

一直到现在她还是搞不明白，她的癌症发现时还是早期，科学治疗，化疗了6次，病情明明已经好转，状况一切都好，可是后来不知道为什么又复发转移了。而且，几年来，指标一直不稳定，她觉得这是科学解释不了的问题。

对于这么一个时时刻刻都爱较真，生活几乎刻板的女强人，我只能明确地告诉她：生物学、医学本身就是不确定性的科学，与工程学截然不同。物理学、工程学是讲定律的，一就是一，常压下，水到100℃就会沸腾。生物学则是讲概率的，白细胞到达10000，50%~60%可能是细菌感染；10%~20%可能是应激反应；5%~10%可能是个体差异；还有10%可能是例外情况；也许，还有5%~10%什么都不是，或者只是一次检查误差。

更何况，人体不是机器，不是坏了一个零件，换上个新的就一了百了。与身体总体相关的各个组成部分，它们相互间的变化是很微妙的，很多环节错综地纠葛在一起，不可能产生“一刀切”的效果，也更不能采取“一刀切”的生硬治疗，手术完了，不等于病情控制了。而且，这种“生硬”的期待对她的康复十分不利。

我建议她在生活中万事放松，把事情简单化，学会二八区分，不要逢事就一定要问个明明白白！否则的话，心理上一定很累，没有松弛，不利于内环境稳定，而且，肯定干扰神经、内分泌及免疫等的功能状态，无助于疾病的控制与康复。她的复发转移，一定程度上与她这种个性有关，不要完全怪罪于医生的失误。

她的丈夫也在一旁，非常认同我的分析，而且一再证实自己的妻子几十年来过日子已经处于“程序化”的状态，事事过分认真，从来不尝试放松的机会。为此，他们的日子没有简单生活的怡悦。

我又建议她，学学郑板桥“难得糊涂”。告诉她，生活上，学会“难得糊涂”是种境界，是种合理、健康且科学的生活方式。并举“和谐”概念加以引申：和谐，某种意义上就是学会必要时“妥协”，而且，首先学会自我“妥协”。多次类似的谈话后，她的个性真的改变了不少，开始学着放松，心态平和淡定了许多。此后，她配合中医药治疗也很认真。在这之前，她肯定是半个月一查指标，准时准点，一点不含糊，像监控实验数据一样，严格守时地监控着自己的癌症变化征兆、身体情况，光是这一点，就压得她和家人喘不过气来，每次等待指标的过程，全家都像判了死刑缓期执行一样难耐。

和她反复交流一段时间后，她开始放松了下来，也不再半月一查指标了，改为3~4个月一查，对于指标高低也不过分在意和计较，至少不再像过去那样以表格的形式记录变化了。大约半年后，她的指标倒真的开始稳定了，一直到今天，可以说完全康复了。

由此看来，做女人，你还真不能太较真！

四 完美主义，乳腺癌易患性格

完美主义者，或者说过于追求完美者，更容易生癌，并容易患上其他疾病，这已经是心身医学界研究后的共识。

几年前，台湾运作得最好、成立时间最长的乳腺癌病友互助公益团体台中市开怀协会首次赴穗，在广东省某中医院与乳腺癌公益团体“粉红丝带”的成员进行交流活动。与乳腺癌抗争近20年，并创办了全台湾第一个乳腺癌义工团体的贾紫平女士在与乳腺癌患者交流中发现，**乳腺癌患者大多有同一种性格：特别追求完美**。所以，她认为这些女性患者才会有很多压抑，她们想做一名好妻子、好妈妈、好媳妇……遗憾的是，**心理学家把这类“好女人”最常具备的性格，叫作“癌症易罹患性格”**。

有这样一个故事：从前，一位老尼姑想从两个女弟子中挑选一个做衣钵传人。一天，老尼姑命两个徒弟出去给她挑一片最完美的树叶。两个弟子带着师命出去了。谁知，大徒弟在外面寻找了很长时间，最终却两手空空地回去了，她不无遗憾地告诉师父，她走了很多地方，也看到了许许多多的树叶，可就是挑不出一片最完美的树叶。而二徒弟回来后，则递给师父一片略有瑕疵的树叶，她说，这片树叶尽管算不上完美，但它是自己所看到的树叶中最完整的树叶。自然，老尼姑把衣钵传给了二徒弟。

在现实生活中，你可能也很想“挑一片最完美的树叶”，然而，如果你不注重现实情况，一味盲目地找下去，其结果也只能是一无所获。

其实，世界上的任何事情都不可能完美，也不必完美！连太阳都有黑斑。可这样的道理，却并不是每一个女人都能够明白的，尤其是那些理想主义色彩较浓的“好女人”。

完美者表现：穷追细节，超限付出

我们知道，完美主义、理想主义者在工作和生活中的表现始终是：爱追求完美，且极其讲究细节，常常把事情做到极致，并喜欢把所有大大小小的事情都抓在手上，希望各方面都能优秀，既要求事业与家庭的两全其美，又希望工作上出人头地，生活及社会交往中十全十美。因此，她们经常为了达到这一目标而超限地付出，即使这样做，心身已经极度疲惫了，也很难对自己所做的事情感到满意！并且时常责怪自己，总是把事情变“糟”的原因归咎于自身的欠缺。

这样一来，这些过于追求完美的女人一旦静下来，就会变得闷闷不乐，开始自责，她们常常是休息日比工作日更受煎熬，放了长假反倒会大病一场，有时会陷入强迫症和抑郁症的泥沼，甚至反复出现自杀的念头。如果继续这么下去，当然会影响到心理健康了，严重的还会导致乳腺癌等产生，因为她们对伤害自己的紧张状况出现了病态的心理依赖及执着，那么，在成全心理充实感的同时，身体就要付出代价。

完美者表现：自找麻烦的洁癖者

有研究提示：**癌症更青睐洁癖者。**而其深层次的机制，也可能与完美主义者一样。洁癖者每每处在自我设置的高压状态，过分追求干净，一尘不染，以至于有研究提示洁癖（也包括完美主义）者，往往细胞自我修复能力亦弱，一旦癌变，难以自我修复，发展成癌症的概率就升高了。当然，深入的机制还有待进一步揭示。

我是喜欢观察及思考的人，发现临床癌症患者中的洁癖者不少。有过一个非常典型的案例，这个案例一直促使我在思考。有个患者，她的女儿是学中医的，10年前，她女儿匆匆忙忙从中部某省城赶到上海，开门见山地告诉我，她也是某中医学院毕业的，通过老师认识了我，这次特地赶到上海求助。原来，她妈妈生了肺癌，由于年事已高，无法进行手术和化、放疗。为此，我帮她用中医药调理，并建议她们到当地我的工作室，找我及我的伙伴们治疗。之后的3~5年间，母亲的病情总体很稳定。其间，我注意到女儿带她妈妈来看病时，她每次来都戴着口罩和塑料手套，而且，提着CT片的那只手也戴着手套。有一次我问她："你为什么戴塑料手套？"她说："不好意思，我的手裂了。"其实，我心里明白，她说的是假话，因为不可能两次手都裂了。后一次，求诊时看到她依然戴着塑料手套。而且，她从来不坐诊室的凳子，也从来不碰诊室的桌子，我心里就非常明白了：她有洁癖。我很隐晦地告诉她："你特别爱干净，这是好习惯，但过分了不太好。"她点了点头，没有当回事。当时，我就和我助手私下说，她很危险，是一些疾病的高危对象，早晚会出问题。

我这句话说完没多久，那个女儿再一次来求诊时，她母亲还活得好好的，她却哭哭啼啼地告诉我，她自己近期查出生了乳腺癌。我心里想，这就是洁癖惹的祸。然后，过了一年多，这位患者的乳腺癌还没有完全控制住，肺部又出现结节，而且，判断结果是原发的，后来确定为肺泡癌。

她百思不得其解，请教我说："何教授，我是非常讲究卫生的一个人，我的生活习惯很好，什么都要洗得干干净净才吃。污染的东西，外面的东西从来不吃，脏东西也从来不碰。医院上临床只有我一个人始终戴着口罩，洗手也是我最勤快，为什么偏偏是我生了癌症？惹得全医院上下都笑话我。更可恶的是我居然会生两个癌，而且，先后只隔了两年……"

我只能遗憾地告诉她："不瞒你说，我预料到你会生癌，并且曾经委婉地提醒过你。可惜，你没有听进去。不信，你问问徐主任（我助手）。"我继续说，"你有一个习惯，看上去很好，其实很可怕，说你洁癖，也许有点过了，你不一定乐意。但你爱干净有点过头了。特别爱干净的人，往往始终生活在自己给自己施加压力的过程中，你母亲患有肺癌，有癌症家属史，这几年母亲患癌又使你陷入了焦躁状态。这些，促使你处在高危状态……"

这是一个事实：洁癖，一定是完美主义者，完美主义者往往生活在高压下。持久的慢性高压，会导致个体长期处于慢性应激状态，慢性应激是癌症发生的一个重要缘由。

至少，对这位患者，我的预感是正确的。遗憾的是，事情发生之前，谁都不愿意听从劝告。再说，洁癖又不是褒义词，直截了当地说，会惹得他人不高兴。

临床中，我们注意到特别爱干净的女性较易生癌，特别是乳腺、卵巢癌等，而且，生了癌后，她们治愈与康复起来相对要困难些。

近来，美国的研究人员调查了800例乳腺癌患者，并与相同数量的健康人进行了比较，进一步证实了我们的临床结论。

美国《环境卫生》杂志刊登了这一研究报告，并警告说，女人患者洁癖，会增加罹患乳腺癌的危险。美国麻省的一个研究所对此结论进行了分析，认为女人过于洁癖，会经常使用空气清新剂、喷雾剂或泡沫剂等化学制剂以去除灰尘。因此，他们对化学品与女性健康进行了深入研究。

研究人员发现，多种化学物质与癌症关系密切。这些化学品包括空气清新剂或除垢剂中的人造麝香等。研究人员表示，如果女人经常使用空气清新剂、喷雾剂或泡沫剂去除浴室瓷砖上的霉菌，那么罹患乳腺癌的危险会更大。他们把洁癖增加乳腺癌危险归之于过多使用化学清洁剂之故，认为化学制剂与乳腺癌之间存在着高度的关联性。

研究人员询问了这800名乳腺癌患者和另一组同龄健康妇女使用各种清洁产品和杀虫剂的频率。结果发现，经常使用空气清新剂的妇女罹患乳腺癌的危险增加20%，每天使用空气清新剂会使乳腺癌的发病概率增加30%。而固体空气清新剂则会使乳腺癌的发病危险增加两倍。另外，除霉产品同样会增加罹患乳腺癌的危险。但是科研人员尚未发现烤箱或餐具清洗剂与乳腺癌之间存在关联性。然而，海外一些研究人员对上述研究结果表达了不同的见解。其中一个因素是，参试乳腺癌患者对各类化学品恨之入骨，认为化学品是造成她们罹患癌症的罪魁祸首。我们认为，无论研究结果如何，为了健康着想，广大女性还是尽量少接触化学清洗剂和芳香剂为妙。

在为什么会生癌的机制解释上，我本人不敢苟同美国人得出的结论。

我们的分析却提示了另一种更值得重视的可能机制：许多有洁癖的乳腺癌患者，本身就是完美主义者，事事追求至善者、较真至顶点者。我们的交流中很多这类患者一向是排斥化学清洁剂，只用清水及普通肥皂，而她们之所以患了乳腺癌，更主要的因素是长期追求完美——洁癖，导致“神经-内分泌轴”的功能一直“超负荷”，引起了内分泌的长期失调，以至于靶器官乳腺被过度刺激而“受不了”——癌变了！可以说，是精神上的自我高压导致了这一结果。当然，也不排除化学清洁剂的部分因素。而且，这类患者即使生了癌，许多仍本性不改，依旧事事较真，因此，增加了治疗的难度、康复的阻力。

完美者表现：什么都要最好

我有个乳腺癌患者，是某企业的财务科长。诊疗时间长了，熟悉了，经常谈一些比较深入的话题。有一次她告诉我，她总跟老公吵架。我说：“为什么吵架？”她说：“说不清楚，有时就是为了一些鸡毛蒜皮的小事，比如昨天，因为老公的杯子总是乱放，想怎么放就怎么放，不听我的。多年来，我一直跟老公说，你做什么都要有条理，做什么都要讲规矩，你的杯子就应该放在这里……但我老公很随便，虽然每次都口头答应得很好，但一不注意，就随意乱放。所以，昨天一回到家，看到杯子没有放在它该放的地方，我就火了！我火了，老公也火气上来了，会对着骂。我们经常因为这种鸡毛蒜皮的事情吵架。因此，活得很累。”

我当时就在想：这就是一个典型的完美主义者。

我再试着问她，“你是不是跟儿子关系也不好？”她说：“对呀，我的儿子也让我生气，我一直关心他，对他体贴得很，可他就是不听我的，事事好像跟我过不去，有意拗着我。”

这一下，我就彻底明白了她为什么会被癌症盯上。我相信她跟员工（部属）的关系也比较紧张，因为她自我制订了一条标准，这条标准非常严格，她就按这条标准循规蹈矩地执行着，并且要求别人也如此。

我接着问她，“杯子放在这儿或者放那儿，真的有那么重要吗？”

她说：“什么东西都要有规矩，规矩要从小事做起，小事情体现着大问题。”

“杯子如果放这儿不行，那你帮忙再放回去，不就是了嘛，多简单！”

她说：“不是这样说的！我是做财务的，我小数点点错一位，可以吗？重新再点，那很可能就犯错误了！”

“放杯子和财务做账的小数点是一回事情吗？”

她说：“该从平时的一点小事做起，争取什么都做得很好，才能形成这个习惯。我对儿子要求也是这样，我这样有错吗？”

我说：“错了！其实，杯子是杯子，小数点是小数点，两者性质不同，不可等同。你在工作中追求完美是不错的，但把这个追求完美泛化到生活的各个方面、领域，那，第一，是做不到的；第二，也没有这个必要；第三，这样做，谁受得了？第四，会导致各个方面关系紧张，久而久之，你会加速病理过程的，因为你要求太过完美，过于透支自己了。

“跟孩子的事，我相信也一样。你肯定给孩子提出了许多要求，这些要求在你看来，都是天经地义的，但孩子却不然，很可能不接受，阳奉阴违！因此，你就会感到他老是违拗你，你一定常常指责他，所以，你们的关系不会很和谐。这样，既是促使你生病的缘由之一，也妨碍着你的顺利康复。

“你任何事情都要追求完美，都要做得最好，都要做得尽善尽美，你累不累？”

她说：“是的，我的确活得很累。”

讲到这儿，她朝我看了看，似懂非懂……

我进一步告诉她：“我们生活中，都有个二八（或三七）定律，你所碰到的事情，只有20%~30%是重要的，需要认真对待，尽可能做好它，还有剩下的那些，不太重要，不必样样追求尽善尽美，有时候，应该学会放下，或者随它去。因此，你要快乐生活，尽快康复，最好学会分析二八定律。其实，天底下很多事情并不重要！就像那个杯子，看不惯，放回去就好，为什么要争吵呢？”

她听完后，愣了一愣，似乎明白了不少，说：“看来我这辈子就是这个性格让我太累了，我总以为这是好的性格，看来过分了！同事们也经常和我合不来，我生乳腺癌可能就和这有关系，看来是应该改改了……”

平心而论，过于追求完美的、理想主义的，认真又富有韧劲的女性，往往容易获得事业上的成功。然而，事业上的成功，或其他方面的成功，带给她们的很可能是三四十岁后患上癌症，特别是乳腺癌、卵巢癌、肾癌、肺癌等。对于这种既成功又有完美主义倾向的女性患者，我常常会开玩笑地笑着告诉她们：“连太阳都有黑点，所以，世界并不完美。你特别追求完美，就违背了规律，违背规律，是要受‘惩罚’的！”她们多数会会心地笑笑，说痛下决心，一定痛改前非。多数能够有所调整，一步步走向康复，因为对完美主义陷阱的危害性，她们会逐步有所认识和体会。

上述这位财务科长，现在就改得好多了。她说：“现在，家里有时候扫把横着躺在地上，我也看看算了，不生气了。以前，一定是一场口水大战。”现在她感到身体好些了，家庭关系顺多了。因此，几年来，肿瘤也稳定了！

我有个患者的经历太有悲剧性了。虽然，此事已经过去十余年了，至今仍让我唏嘘不已。

上海原南市区有位统战干部，姓钱，是1998年四五月份生的胰腺癌。她的妹妹是某大学的数学系教授，患肠癌，是我的老患者。姐姐生癌后立刻被送到了上海最权威的瑞金医院开刀。打开一看，肿块太大了，8厘米×8.8厘米，且周围裹着了大血管，没法拿掉了，就只能关腹。她是名统战干部，一辈子搞统战工作，“统战无小事！”这是她亲口告诉我的。由于工作性质的原因，她的性格非常认真、谨慎、追求完美。然后，妹妹探查术后的第一时间就把姐姐送到我这里来看。当时，她体质非常虚弱，我在五楼办公，她找我时没法上楼，只能我下楼去给她看病。之后，我和家属统一口径，都告诉她，肿块手术已经开掉了，是良性的，开得很好。以后，只需要调理调理就可以了。

到2000年的时候，她的确恢复得很好，已经能天天上街买菜，并外出近郊旅游了多次。2001年春节，她妹妹去美国探亲，就让她的老公陪她一起去做定期检查。原先，她妹妹每次陪她去医院时都会事先和所有科室医师打好招呼：“我姐姐什么都不知道，只要说‘好，没有问题’就是了。”但是她的老公老实巴交的，不会说话，还真的碰上个认真负责的年轻医师，仔细地给她做了半天的B超，因为开始有点疑惑，怎么肿瘤会明显缩小的。做完后对她说：“钱某某，祝贺你，你胰头的肿块明显小了，才两点几厘米了。”

她当时就傻了：“怎么，我还有肿块？你们不是说已经开掉了吗？”当下就感到心窝处疼痛，回到家后就疼得不能吃东西了。老公马上给妹妹打电话，妹妹赶紧从美国赶回来，开始劝她，还紧急把我找去了，我们把她每次检查的正式资料如实告诉她，但她就是不信，认为自己肿块没开掉，自己体内还有肿块，肯定不行了……在这种情绪下，她三四个月后就走了！

你说她是死于癌症吗？她的肿块已经控制住了，并且明显小了。人们可能会说：她是死于恐惧，死于心理上的危机。表面上的确如此，其实，更深层次的，还是完美主义在作怪！

我与家属们事后分析都认为：她的恐惧还是存在的，但毕竟已经快3

年了，最恐惧的时期已经过去了（一般癌症患者最恐惧的时间会持续6个月左右，后面就逐渐自然消解，偶尔在某种情境中会被唤醒）。她开始不是没有怀疑过自己是生了胰腺癌，只不过自我感觉又很好，并认为真的开掉了，故渐渐淡忘了，关键是她一辈子较真得很，身上容不得半点瑕疵。现在告诉她体内还有2厘米大小的肿块，这肿块是什么？是很坏的癌症，她自然是接受不了的，因此，拖了三四个月后，在郁郁寡欢中谢世了。

五 从癌症中逃生的“糊涂女”

做女人，尤其是“好女人”，是最需要聪明和智慧的，但聪明不等于智慧，聪明是纯粹的智商，智慧还牵扯到情商。只有智商，情商不高的女人，有小聪明，但是没有“活明白”。所谓“活明白”了，其实说的是人在社会中与人打交道的能力，也就是生存能力。“活明白”的人，知道哪里应该糊涂些，哪里值得明白些。所谓小聪明、大糊涂，乃真糊涂、假智慧，而大聪明、小糊涂则是假糊涂、真智慧。我强调的是要会“二八分”，所谓“二”，指那些重要的，须认真对待，不宜马虎。剩下的，大都不太重要，学会糊涂点更好。

做个“好女人”更要难得糊涂，这才是明白的女人。

现实社会中，人生之路错综复杂，盘根错节。有时候，哪怕是装一次糊涂，不丧失原则和人格，或为了长远，哪怕暂时忍一忍，受点委屈也值得。

俗话说：心中有数（树），就不是荒山。有时候，事情逼到了那个份儿上，你就玩一次智慧，揣着明白装糊涂，表面上给人一个“模糊数学”，让人丈二和尚摸不着头脑，也是难得糊涂，更是救了自己。只要不是丧失个人原则的，暂时受点委屈又有什么关系呢？世事难料，时间久了，自然真相大白。因此，难得糊涂不失为抹平心中沟壑的好方法。

人海茫茫，前进的道路曲折而又艰辛，许多非原则的事情你根本不必过分纠缠、计较。凡事都去认个真、较个劲，就会给自己多设置一条障碍、多添加一道樊篱。许多“好女人”就是在这一点上转不过弯来，因此，付出了惨重的代价。

这个道理，自然也适用于养生康复领域，特别是肿瘤治疗或康复过程中。临床上，我常常嬉笑中把郑板桥的“难得糊涂”这个格言送给一些认定自己是“太聪明”的女性患友。

我介绍两个案例，就代表着两种态度。

有个女患者，是上海某技术学校图书馆的，得了胰腺癌，是2000年底发现的。2001年初，剖腹探查时见癌肿已裹住大血管，5厘米×5.5厘米大小，什么治疗方案都不能再往下实施了。虽然开了刀，但只是破腹探查，看了看，就关了腹，哪都没切就抬下来了。但是家属哄她，胰腺癌已除掉。

紧接着，她开始在我这里接受中医药的零毒抑瘤治疗，这个女患者有一种很好的性格，大大咧咧，好像什么都不往心里去似的。其实是真聪明，假糊涂。家属说除掉了她就真当是除掉了，一点都不怀疑，真的相信。她术后很长时间都心窝下疼痛，其实就是癌痛。她问我为什么，我告诉她是刀疤痛，她也就信了。

大约半年后，什么症状都没有了，她想上班，我同意了，她也就上班了。结果，上班后有多嘴的同事让她知道了原来癌肿并没除掉，换别人肯定急了，但她也没特别大的反应，自己很想得开。她说，反正已经不痛了，没有任何不舒服，它（癌肿瘤）愿意在里面就让它在里面吧！就这样，她若无其事地生活着、治疗着、快乐着。

2001年底查CT，结果发现：胰头肿块小了。她在门诊逢人就快乐地说她胰头癌的肿块变小了。

2002年底查CT，胰头正常，已无肿块了。她更快乐地说，她的胰头癌消失了，没有了，她治愈了。

2003年5月，她肝区痛，也不紧张，跑来问我，我说查个CT吧。结果发现胆囊有一大包结石。

我主张她找给她剖腹探查的同一个主任医师开一刀，切除胆囊。她也没有任何疑义，遵嘱执行。

手术中，资深的上海中山医院外科主任发现：她的胰头居然完全正常了，根本没有癌症踪迹！要知道，她在整个治疗过程中，没用过一天的西药或放疗，只是在我这里吃中药，结果居然“不战而胜”了。对这个结果，她又是笑呵呵地说：“医师说，怪了，你的胰头完全正常了。你们说怪不怪？”

就是这么一种乐天的、大大咧咧、不钻牛角尖、不天天想病情的人生态度，使她整天活得乐悠悠，也躲过了癌症的劫难。

另一个例子是：我的一个肺癌女患者，是个官员，开刀后，开始是由丈夫陪同来看门诊的，丈夫对医生千叮咛万嘱咐，千万不能告诉她实情。

其实，以她的文化水准和对医学的了解，每次来我们独创的为患者开设的“圆桌门诊”★，前后讨论的病情，包括手术等（但没有化疗），早已心知肚明自己患了癌症。但她很有趣，每次来总是打诨：“何医师，我其实是没有病的，肺内不是什么大事，良性的，也不需要化疗。你看，我现在多好啊，吃得下，睡得着，也没有咳嗽。前几天刚刚出差到泰国和大马，天天急着赶路，同行的伙伴都很累，可是我一点都没觉得费劲。我感觉自己没任何毛病，你只需开方给我调补调补，抗抗衰老就可以了，女人嘛，怕老！”每次说完，都狡黠地一笑。

其实，我们双方心里都很明白，她吃药与复诊非常认真、及时，一点都不马虎，因为我相信她清楚得很。我与她之间只是心照不宣而已，没有必要捅破这张纸。这张纸，也许对她，还存在一丝的幻觉——可能不是恶性的癌症，但必须认真对待。我非常欣赏她这种“揣着明白装糊涂”的生活态度，不是她不知道，而是她刻意地回避负面的心理情绪，不强化它们，这样是很有用的，非常有助于调节情绪，改善生理功能，调整免疫，促进康复。

从这两个事例中（包括上一节那个失败的案例），希望女性朋友能受到一些启发。也许你的病情与她们不同，**但是在对待自己身体的某些变化时，你同样可以持有这种“揣着明白装糊涂”的态度。**

当然，我们也必须承认，对于癌症治疗和康复这么一件大事，让你做

★ 所谓“圆桌门诊”，是我针对肿瘤患者的特殊心理，打破了一对一的传统问诊方式，在全国首创的、轻松的、全开放式诊疗方式。对此《人民日报》在2004年曾经做过专门介绍。具体方式是：一个大房间，一张椭圆形大诊疗桌，候诊患者依次围桌而坐，我带着博士生们按序会诊，等候的患者则可以互相自由交谈，或听取病友战胜疾病的介绍。一般说来，老患者大多比较乐观，而新患者情绪波动较大，由于“同病相怜”，患者之间的交流或潜移默化的影响力很大，老患者的乐观情绪往往很快就能感染和改变新患者的悲观情绪，有利于对疾病的治疗。这样，除了能够对患者的疾病对症下药外，还针对其心理状态在轻松和不知不觉中做好疏导和安慰工作。在这里，似乎不太像看病，而倒有点像老朋友们聚会、聊家常，平和、轻松、热烈和快乐。

到原本清楚明白而故意犯糊涂，也绝非易事。如果没有深厚的涵养和良好的心理素质，也很难做到这一点。但是，为了早日摆脱癌症的纠缠，这确实是很好的方法，值得你尽力而为。

何以过于认真、较真或追求完美的女性更容易生癌或其他疾病呢？可以用我创造的一个“弦崩理论”来解释。

大家一定看到过影视剧里面主人公弹着的琴弦，弹着弹着，弦崩断了……这常常预示着要发生大问题。

其实，玩弦乐的乐师都知道一个规律：表演完或者玩过后，一定要把琴弦松一松。为什么要松一松？第一，不松，弦会疲惫，以后再弹，它会走调。第二，时间长了，弦会崩断的。

那么，日常生活何尝不是这样！

玩车的都知道：再好的车，你持续让它高速运转，要不了多久，这辆车肯定不行了，因为持续疲劳。为什么我们城市的出租车，再好的车，三五年下来后，整个车身都震个不停，甚至会报废，同样的家庭车就没这种情况？因为前者持续处于疲劳状态。

特别较真、追求完美的人，他做什么事情，精神都绷得很紧，什么事情都看得很重，什么事情都要做到最好，那不正是琴弦始终绷得紧紧的？说不定哪一天它就崩断了！有个患者就告诉我这个情况：“我经常晚上突然醒来，想起白天一件事情没做好，非常遗憾！这一夜就会一直在想啊想啊，想着怎么来补救！”这样始终绷紧“琴弦”不崩断了才怪呢！只是人们并不知道它什么时候会崩断。

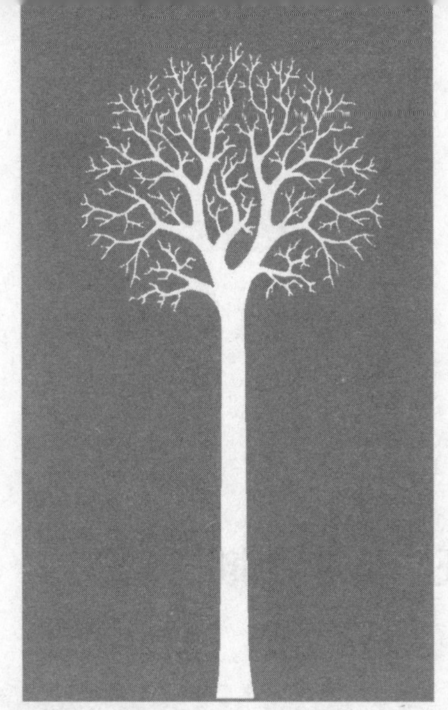

第三章　癌症爱找“职场狂热女”

女性工作狂容易罹患多种癌症。说到底，“工作狂”加剧了女性的机能失调，压垮了女性健康防范的最低防线，最终引起了“决堤”效应，各种问题接踵而至，包括多种恶性肿瘤。本质上，这都是女性“工作狂”自身过于逞强、逞能，不注意平时身体保养，不懂得有所节制，不善于排解压力惹的祸。

一 “工作狂”是对健康的自虐

“职场的女人最美丽！”这句口号最先是从台湾响起的，然后，漂洋过海，席卷了香港、内地。于是乎，所有的职业女性都为这句话微笑。

不错，你是最美丽的女人。因为你一直都很努力，你渴望将自己的不同身份的美好全面展现给别人，你总是想将所有的工作都做到最好，从而不断攀升，不断成就自己，最后最大地实现自我的社会价值，似乎只有这样，才能增强你的自信与魅力。

也许，对工作无比狂热的你，经常觉得自己的生活已经很舒适了，在自己的职场经历中也体验到很多快感，而且，你还是一如既往地充满热忱，这正是中国女性最令人由衷敬佩、最令人肃然起敬之处。也因为这样，你们改变着自己，改变着周边，也改变着国家，参与创造着新的世界历史。更因为这样，有资料提示：世界10个最成功的女性创业者中，中国占了7席！这确实是让人骄傲的地方。

然而，你应该知道：你只是个女人！与天生以事业为命根的男人相比，生理、心理等多方面还是有很大不同的。也许你会说，说这话的人有大男子主义之嫌。其实这既是上帝的旨意，也是大自然的造化。男女竞技场上，差异是巨大的，男女体魄上的明显差异，也是客观存在的。

如果每一天，你都拖着疲惫的身躯下厨房、操持家务、教养孩子，你要比男人付出更多……当你无法做到完美，或者不经意间有些事情一塌糊涂时，难以排遣的沮丧、低沉、绝望感等，就会渐渐侵蚀你的大脑，干扰你的身心，问题严重时，你还很可能无法工作！渐渐地，与家人、朋友、同事的关系出现紧张，情绪波动，进而变得自我怀疑、自责、内疚。

更糟糕的是，这种种问题也许会威胁你的整个职业生涯，甚至危及健康与生命。

这绝不是吓唬你！

相关研究表明：近年来，由于社会压力大增，越来越多的职业女性不得不在工作中拼命；反过来，女性由于压力大、抽烟喝酒、晚睡晚起、缺乏足够运动、使用含雌性激素的补品和化妆品、单身、晚育以及生育后不哺乳等因素，让更多的都市女性成为妇科癌症的高发人群。第一章所罗列的大、中城市女性癌症发病率增幅已有超过男性的趋势就是一个醒目的提示，这实在是任何人都不愿看到的残忍事实。更令人不安的是，这一趋势还在强化之中。

最新的一个遗憾就是，曾经写《滚蛋吧！肿瘤君》的熊顿，是个能干而且坚强的女人，一个人从浙江到北京打拼，她因为漫画画得好，早就为人所知，而这些成绩，显然是她打拼出的结果。

2011年8月，熊顿因一次摔伤到医院检查，被告知已身患非霍奇金淋巴瘤，这是一种恶性程度较高的癌症，著名的央视播音员罗京、演员李钰都是罹患这种癌症去世的。

我在门诊中也接诊了不少非霍奇金淋巴瘤患者，好几位是影视界、演艺界的工作狂，还有一些则是从事企业经营的老板、销售老总等，他们的职业一听就知道，绝不是轻松的闲职。当然，青少年也不少。

观察表明，之所以被非霍奇金淋巴瘤盯上，有两个重要因素值得一提：一是长期处于慢性应激状态（包括可能有慢性炎症而自己不知觉，青少年中这类情况相对较多）；二是长期的职业性疲劳。简单说，“工作狂”易生此病。

我有十几位成年患者，主要就因为这一点。比如说一位长期从事一家超大型企业管理的老总，每天马不停蹄地奔波，天天叫“累啊累啊！”结果，2003年中了一个非霍奇金淋巴瘤的“大奖”。一位是1998年刚刚从台湾跑到上海来创业的三十出头的郑先生，创业之初的艰难可想而知，2002年确诊为此病。还有几位演艺界、影视界的就不用多说了，她（他）们常常都是几个月日夜颠倒，没法休息。当然这个病如果放慢生活节奏，应该说还是很好控制的，我负责的这类患者中，过了七八年、十来年的不下十位，这几位还都享受着生活的乐趣。

鼓捣我一定要写《癌症只是慢性病》的是位大出版集团的销售老总，他是1998年生的消化道非霍奇金淋巴瘤，15年过去了，虽已从原单位退休，但仍然奋战在其他大企业的经营第一线。

眼下，这种淋巴癌在女性中的发病率开始明显升高，而且，很多都是年轻女性，比如熊顿。得病前的熊顿，自诩为“一个剽悍的女子”，“仗着自己壮汉型的体格晨昏颠倒，三餐不定，K歌必定刷夜，聚餐必喝大酒，冬天衣不过三件，从来没有为健康操过心”。生病后，她的生活只能在家和医院间两点一线。2012年11月，年仅30岁的熊顿，因病情恶化而遗憾离世。可以说，“工作狂”大大提高了女性癌症的发病率，降低了女性癌症的发病年龄。

其实，女性工作狂容易罹患多种癌症。说到底，**“工作狂”加剧了女性的机能失调，压垮了女性健康防范的最低防线，最终引起了“决堤效应”，各种问题接踵而至，包括多种恶性肿瘤。**本质上，这还不都是“女性工作狂”自身过于逞强、逞能，平时不注意身体保养，不懂得有所节制，不善于排解压力等惹的祸？

我的患者中有一位35岁的郑女士，她是个典型的工作狂。自从提升为业务经理以来，她竟然成了公司里最忙碌的那个人。谁知身体又偏偏与她作对，这样那样的问题接踵而来，可是郑女士却仰仗着自己年轻，一直没当回事。

后来，她突然发现内裤上的分泌物不仅有异味，而且伴有零星的出血。刚开始，她也没太放在心上。可是，几天过后，情况依然如此，甚至有加重的趋势。这时，郑女士开始感觉到问题的严重性，并跑到医院做了检查。当医生告诉她患了宫颈癌时，一直对自己身体改变毫不当回事的郑女士，一下子软瘫在地。

中国近代的幽默大师林语堂曾经说过：“地球上只有人拼命工作，其他的动物都是在生活。动物只有在肚子饿了才出去寻找食物，吃饱了就休息。人吃饱了之后又埋头工作。动物囤积东西是为了过冬，人囤积东西则是为了自己的贪婪，这是违反自然的现象。”

既然连普通的动物都知道吃饱了要休息一下，享受着生活的乐趣，那么作为高智商的职场女性，你就更应该明白这个道理了。所以，别总把工作看成是你的唯一，别总把工作认定为是满足你欲望的载体，适时地把工作放一放，抽出点时间，享受享受慢生活情趣，休闲休闲，运动运动，将更有利于你的身心健康，也更有利于你享受生活的乐趣，也许，还有助于你更好地实现你的人生价值。

你也许会说："我没有时间运动，我不得不工作……"其实，越是这种时刻，你越应该说："我必须保养身体!"如果你失去健康，别的什么事也别想做了。如果你不能养成健康的工作习惯，不能快慢结合，张弛有度，并定期体检，小小的感冒就会让你好几天不能工作，更何况带着疲惫身躯拼搏，工作效率也十分有限。

记住：努力工作不是为了做工作狂，你要学会善待自己，拥有旺盛的精力与健康，你的职场生涯才会更成功、更快乐、更长久!

否则，你是对健康的虐待！是自我的严重透支!

也许，这样做，恶性病魔也在悄悄地窥探着你，随时准备乘虚而入!

造物主在创造世界时，是经过精心设计的，从而有了女性男性生理上和心理上的种种不同，以及两者相对更为适宜的生活及工作方式。过于违背规则，可能就会铸成大错。很多情况下，女性太要强，有时候会付出惨重代价。

我特别想介绍的是一位老朋友，她是名牌大学毕业的高才生，很早就从事律师职业，性格特别要强，三十多岁时就是业界小有名气的律师了。尽管是位女性，她还是抓住时机成立了一家律师事务所，每天忙啊忙。所内三五个合伙人，同时接着几十个案子，数她资历最老，能力最强，每天就看着她风风火火、奔上奔下地指挥。这种情况下，当然和老公的关系就疏远了，婚后没几年就和丈夫离了婚。离婚后，孩子因为管得不多，也不听她的话，事业上，她的确大有起色及进展，但家庭的事，却拖累她不少。为了谋求更大的发展，又担心家庭琐事拖累，一狠心，她便把孩子交给了父母，只身一人跑到了海外，去国外打拼。起初，在海外的事业坎坎坷坷，几年后，开始有起色，然后越做越不错，但一直是孤身一人，这也可能和她高傲的个性有关。

好景没维持多久，到国外8年后，她发现右侧乳腺生了癌，还好是早期，治疗后继续打拼。不久，又发现肺里生了癌，这下子，彻底击醒了她。痛定思痛，只能罢休歇业，只身一人回到国内治疗，重新换种活法。好在她后来想明白了，放缓了对事业的过度追求，安心康复治疗，且找了个伴，过起了平平静静的正常生活。目前，又有几年过去了，一切还算稳定。

我得知她生第一个癌时，就觉得这是个性因素埋下的祸根——她非常高傲、好强，自我要求又特别高，事业心极强，目标定得很久远，且要好的男女伙伴都很少。相信她一个人在海外打拼，静下来时只能顾影自怜，缺乏一种有效的社会支持和安全感。这可能是导致她多次生癌的重要因素。

另一位刘女士更令我唏嘘不已！她是十多年前找我看的病，那时只有四十来岁，患的是乳腺癌。四五年过去后，康复得不错，早就恢复工作了。有段时间，来找我看病的次数少了。我问她在做什么？她告诉我，升官了，调到了和世博会场地拆迁有关的领导岗位，天天忙于拆迁动员。当时，我就给她警告，你可千万要注意！拆迁可不是轻松的活，太纠结了，你生过癌，康复后尽管体质不错，但毕竟和别人不一样，千万要注意。她仰仗身体底子好，自己癌症也康复得不错，又加上有我的中医药保护，所以拼命地投入了工作。她对工作的态度令我很感动，我一再提醒她。但她来的次数少多了，也许太忙了，且每次来找我看病，往往都是口舌生疮，神情疲惫，一连串地说工作难做，太累太累。我仍不断地提醒她，你要注意，你要注意！

然后，世博会前不久，她告诉我工作总算告一段落。我为她庆幸、祝贺。

世博会开展的第二个周末，她的先生专程来门诊告诉我：老婆住进了医院，被确诊为又患了非霍奇金淋巴瘤。我当时真的很伤感：中国的女性啊，你为什么不自我节制一下？！如此地拼命，如此不惜代价地做职场工作狂？

两三个月后，她出院来找我看病，人像扒掉了一层皮，非常苍白、憔悴、消瘦，光着头，换了个人似的，对我连连道歉，说没有听我的话。万幸，现在她又挺过了这一关，已经准备退休，安心养身体了。

虽然这样，我仍觉得她的两个大劫难中，后一个是完全可以避免的，代价太大了。

我并不认为中国女子是柔弱的，只能在家守内，相夫教子，相反，很多女性的确比男性强很多。但是，人不能够过于违背规律，否则会受到惩罚。最常见的惩罚就是身体上的，我临床经历的这类教训太多太多了。因此，我要疾呼：女性姐妹们别太要强了，别太逞能了，事事应该掌握个度，否则，你付出的代价太大了，不值得！

二 “拼命三娘”的悲哀

人们常常褒奖拼命三郎，我却深不以为然，因为我本人早先也曾经是个拼命三郎。你想想，本人三十刚刚出头，就成为市劳模，爹妈不是领导，自己又非能人，只是拼命苦干，当时成绩不错。然而，30岁体检时，发现一连串健康危险信号，恍然醒悟——如此拼命不一定值得！幡然改变——有所节制。20年下来，不是同样收获不错吗？而且是多方面的。

拼命三郎也许工作效率高，常常能够获得职场上的成功，但往往付出的代价太大！甚至在人生意义的理解上，可能是个孤陋寡闻的落伍者，而在整个一生看来，更有可能是个失败的践行者。

如今，更多的“职场狂热女”变成了“拼命三娘”。她们一边高呼着“压力山大”，一边又勇猛地挤进了“拼命三娘”的队伍。

我这两年一直有很多感慨，不久前哀悼了非常著名的健康管理专家，中国健康管理的开创者、先行者，北京协和医科大学的黄建始教授，他才五十多岁，却在美国死于多发性骨髓瘤大剂量化疗的几天后（多发性骨髓瘤是一种恶性的、源自于骨髓病变的癌症，常见于六七十岁的老年人）。几天前，我又刚刚送走了

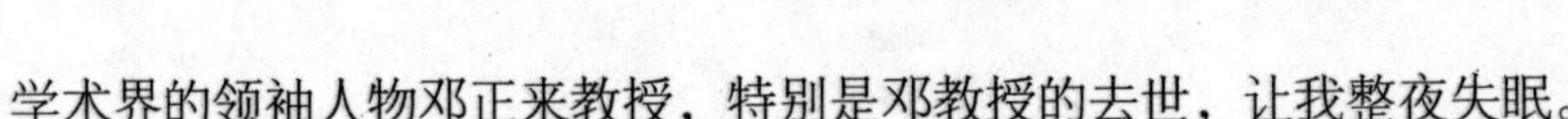

学术界的领袖人物邓正来教授，特别是邓教授的去世，让我整夜失眠。

因为他才五十出头，刚刚患病1个月，患的是胃癌。得知此事，周国平教授第一时间从北京打电话给我，希望我尽快去看他，中医要尽快介入，以确保邓教授好好活下去。短短1个月内我去了3次，也商讨了一些很好的治疗方法，可是人的努力拗不过天命。他生病1个月以后，化疗了1次，因为并发症没有得到控制而不瞑目地离开了。他可是国内享有盛名的学者，在六七个领域呼风唤雨、引领潮流，所以，他的死，上海的大报小报都做了大量介绍，认为这是复旦（他是复旦教授）、上海乃至中国的巨大损失……

而更让我伤感的是，他刚刚调到上海四年左右。临去世前，他跟我谈了这4年他是怎么过的——简单说，就是白天黑夜连轴转，拼命地干，出了很多成绩，组织了很多的国际会议，主编了高水平的专刊……就是这么个拼命三郎，却拗不过命运，走在了年富力强之时！

我的两位患了胰腺癌的央企老总，一位是腺癌，加左肾上腺及左锁骨淋巴转移，一位是神经内分泌癌伴肝转移，都没法进行手术等创伤性治疗，虽然现在他们都活得不错，快乐地活着已经都过五六年了，但其中过程之艰辛，痛苦之巨大，唯有他们自知！而在当时回忆生病前的经历，他们相同，几年前都临危受命，去拯救濒临破产的大企业，有一位曾经亲口告诉我一连4天4夜未曾合过眼，企业得救了，拼命三郎倒下了。幸亏他们还能够顽强地再次站起来。

不是早就有资料提示中关村创业的企业家、科学家们，平均寿命只有58.3岁吗？整整比北京人的期望寿命少了20岁！

这种悲剧的时时发生，让我这长期与癌症打交道者不由自主地怅然泣下。

其实，长期观察使我觉得有很多职业是非常折磨人的——例如办公室主任。早在本世纪初，某省省府的秘书长，刚刚准备提副省长，一查，晚期肺癌，没法手术化放疗，然后，中药加上小剂量放疗，逃过了这一关。13年了，他至今还活着。他比我大，我们成了忘年交，有一次，他跟我说："后面几年办公厅主任的日子，真的不是人干的！天天拼命，日夜颠倒，半夜随时被叫起处理事宜……"他康复不久，西部某个大省城的市委秘书长也患了胃癌。相比前面那位秘书长，他要好一点，康复得不错。康复后，我给他一个建议：千万别拼命了，别回到原先这种岗位了……

有人说：男人是泥做的，女人是水做的！泥做的都扛不住，更何况水呢？

很多女性，也踏进了这类工作门槛。而迎接她们的命运及结局，并没有比男性好些。而且，情况更为糟糕。

我相当熟悉的一所大学，连续两任的校办公室主任都是女性，且都是公认的女能人、女强人。第一任干了七八年，因为确诊为乳腺癌而被迫中途退场。

接任她的是位刚过40的年轻女能人，干了五六年，干得正欢的时候，一纸诊断书，查出来又是乳腺癌。

在西南某个有点名气的师范大学，有一位身材魁梧的女性找我看病。她自报家门，军人出身，患的是卵巢癌。我一了解，她也是校办公室主任出身，昏天黑地地干了几年，干得不错，工作上受到表扬，有可能提升，但身体不买账，倒下了，现在成了这样，一个病恹恹的癌症患者。

她康复后不久，介绍了另外一个朋友来找我诊疗，是她的部队老战友，也转业到地方，当了某大学的办公室主任，经历类似，军人出身，好拼搏，结果也患了乳腺癌。

拼命三郎和"拼命三娘"都是一样的，过度透支后身体扛不住，会出大问题的。因此，告诫各位男女：别逞能了，别太折腾自己了！如果你实在没有办法，只能在这类工作岗位上待着，那么，学会自我调控，随时给自己松松绑、放放假是非常必要的。须知，只有健康是你自己的。

中华医学会前会长钟南山先生是著名的呼吸科专家，他曾经说过一句俏皮话："中国人30岁以前以命搏钱，拼命干，只想赚钱！40岁以后是用钱买命。"

很多疾病，包括癌症，都是与短短几十年内工作生活节奏加速地变快，压力骤然剧增，人们又拼命地漫无目的地追赶有关。中华民族有很多优秀品质，比如说吃苦耐劳、牺牲自我、默默奉献，但是对生命的价值、生命的意义、生命及生活本身所能承载的多种意蕴，却不够重视。

有一次在飞机上，我碰到一个年轻时就到欧美，现在又回到中国工作的外籍中年人。他和我聊天时，说的一句话让我记忆犹新。他说："我现在不太理解我那些同学们，他们天天拼命，盲目地追赶着，生了病也要工作，我不知道他们是否懂得人生的真正意义，是否在寻找人生的真正乐趣，他们是否想过自己究竟是为了什么而活着。"

有研究表明：中国人的健康状况不容乐观，特别是城市白领，很大程度是因为缺乏正确的健康意识。不生病，就没有意识到健康不可替代的重要性！中国的癌症患者之所以平均只有3~4年生存期，多少也与此有关。另一原因，即使有了一些症状、不适（很可能是癌前病变等）也满不在乎，很不当回事，能拖就拖，能挺就挺，还真以为是英雄的"轻伤不下火线"，以致贻误了最佳治疗时机；再者，许多病情已趋稳定、快康复了的患者，又恢复当年之"勇"，追求身外之物，终致癌症复发，甚至不治。

其深层次根源可能还和我们以前的教育误导有关：过去，我们处在战争年代，宣扬和鼓励的是"一不怕苦，二不怕死"，表彰的是"宜将剩勇追穷寇"；现在是和平建设年代，老的遗毒没有肃清，新的观念又开始盛行——爱拼才能赢，而“赢”的标准只是拜物主义的——以身外的钱财、地位、房车来评价的，因此，全民浮躁，陷入了深深的泥潭之中。

施女士是位温州商人，卵巢癌转移患者，CA-125*指标一直不正常，用中医药综合治疗四五年，才稳定下来。她从1997年起就接受我的治疗，到了2004年，已稳定了两三年。由于她长期用中医药调理，所以，面容姣好，气色、气质俱佳。我当时曾戏说：“你可以去选美了。”

也许是习性难改，也许是上述的观念误导，从2004年起，她到我处来求诊的次数少了。一问，原来她又开始经商，做些销售小文具之类的生意。我当时就劝她，以此充实生活则可，真当生意做，拼命想赚钱，则不可。她开始还听得进去，不久，她告诉我生意有点难做，正在努力克服困难。之后，有半年多时间没有复诊。有一天，她终于来复诊了，但面容憔悴，查体发现癌症指标等尚属正常。她告诉我她的生意打开了局面，就是人有点累。我再三嘱咐她不要太劳累，她满口应允。

2005年4月，查出CA-125指标反弹后，她又恢复了每1~2周一次的门诊求治，并补做了一次化疗。但她同他人的销售合同已经签订，一时半会儿还无法停下生意。2005年8月她出现了剧烈腹痛，而她当时正在温州办货，于是，挂急诊住进了当地的医院。

2006年9月，其妹告知我她走了的噩耗，说走之前姐姐懊恼万分，悔不该不听劝阻！其实我也一直叹惜不已，后悔不强行命令她终止商业行为，枉送一条生命。

南通通州的柳女士，原是某大型公司的销售主任，一直被人们称为事

---

* CA-125（癌抗原-125或糖链抗原-125，英文：cancer antigen 125或carbohydrate antigen 125），也被称为粘蛋白-16，是被MUC16基因所编码的蛋白质，是从上皮性卵巢癌抗原检测出可被单克隆抗体OC125结合的一种糖蛋白。

业上的女强人。2003年，临退休前因腹痛，被确诊为卵巢癌破裂，姑息手术后出现腹水，化疗也没有控制住，CA-125、CA-199★等一直均高于正常指标，且症状日渐严重，医生说她只有三个月的寿命了。后来，她在我处用中医药内服加外敷，配合化疗后，只一年有余，指标就开始正常，腹水尽消，人亦神色俱佳。后来，某民营企业听说她是销售管理方面的能人，就把她请去做兼职。当时说好每周只去2~3个半天，做兼职，顾问顾问即可，没想到，她一工作，即十二分地投入。在随后的几年时间里，CA-125、CA-199指标均反弹过多次，且每次都是销售大会战和年底忙完后的两个月左右。她每次低着头来找我复诊，都被我狠狠地批评"要名（声）不要命"，她每次都表面虔诚地接受批评，可下次照犯不误。多次折腾，多次起死回生。她也有点畏惧我的批评了，庆幸的是一直到2009年底，她的情况尚可。

2011年夏天，她老公先来找我，看见我一个劲地摇头，说去年起她又"好了伤疤忘了痛"，疯疯癫癫地忙个不停。结果，今年4月份又见腹水了。这次不同了，用了我以前的方法，配合西医治疗，没有好转，问题却越来越严重，她这次真的怕了，叫他先生来找我，求我一定救救她。她一方面身体太过虚弱，另一方面也不太好意思亲自过来，所以先生先来求我了。这次，我给的方法略有改变，十几天后，她先生陪着她来了。这次，可大不比往常，一派羸弱之象，耷拉着头，极度消瘦，凹陷的双眼充满期盼。我能够解读她的眼神，知道她迫切希望我再次救她。我在临床上很注重"望神"，一看她精气神尽失，便知已回天乏力，只能好言安慰安慰，也不忍心再批评她。给了一些对症处理方法，私下与她先生交代了一下。果真，不到10天，人走了！哀哉，悲哉！爱拼没有赢，却自我折腾"上了路"！

★ CA-199，肿瘤标志物（Tumor Marker）是反映肿瘤存在的化学物质。是迄今报道的对胰腺癌敏感性最高的标志物。CA-199升高提示胰腺癌，胆管癌或其他消化道肿瘤的可能。

几年前，我们发现了乳腺癌的“深圳30岁现象”，在《癌症只是慢性病》一书中曾经对此做过介绍。

这里面还有一个小故事。

我带过一位曹姓的女博士，博士课题与癌症有关。2006年行将毕业前，她两次跟我去深圳出差。刚到深圳，对深圳感觉特好，主动与接待人员提出，希望能在深圳发展，对方也十分乐意接受。

我在深圳原本有几百名癌症老患者，一直接受我们的医疗方案，包括中医汤方调整。每次去还会有许多新患者在老患者的介绍下，要求帮助。这两次出差，前后十余日，约四百余名深圳患者找笔者诊治，曹某作为博士的工作是侍诊抄方。

第一次出差结束，曹某问了一个问题：“为什么深圳三十岁上下的乳腺癌患者特别多？”第二次出差结束，曹某说：“我坚决不留在深圳了。”原因就是她注意到深圳的外来女性中患乳腺癌的集中在三十岁上下，并且是高发现象。

曹博士跟我侍诊多年，对各地情况也有所了解，她所说的的确是事实。根据我们长期观察：上海、北京，包括广州等大城市的乳腺癌患者，年龄段集中在38~50岁，农村还会晚5~8年（这已经比国际平均的中位年龄58岁提前了十多岁）。但深圳有个奇怪现象：27~33岁会突兀地冒出一个高发人群段。这些女性无一例外皆是来自内地的大学毕业生，都十分优秀，到深圳打拼，才刚过了5~6年时间。绝大多数干得不错，已开始有了自己的一份比较体面的事业或工作。然而，就在这个时候，乳腺癌魔击倒了她们。

这是什么原因呢?

众所周知，深圳完完全全是个移民城市，不像北京、上海、广州，原先还有上千年的旧有文化积淀和老市民阶层的稀释。深圳的文化，完全就是个创业文化、打拼文化、拼命挣扎以抗击挫折的文化。爱拼才能赢在深圳体现得最淋漓尽致。年轻人到深圳，谁都抱着一股创业热情，百折不挠……因此，深圳发展特快，竞争激烈，生活节奏紧张，在内地所有城市中都是无出其右的。这些优秀女性一到深圳，就被甩入了这么一个高速旋转的生存旋涡之中。生存压力，竞争挫折，为发展而拼命挣扎，这种极度亢奋的心身状态，及其相伴随的机体内环境、微环境紊乱，自然是癌细胞发生的"催化剂"和癌症发展的"温床"，在高强度压力下，这些优秀单身女性的内分泌系统更容易受干扰。因此，5~6年后，这个人群乳腺癌高发。故出现了乳腺癌的"深圳30岁现象"。

这些现象让这位处于相同年龄段的女博士自然望而却步。

讲个补充的后续故事：从深圳回上海不久，门诊上我居然看到一位29岁的乳腺癌求诊者，姓戎，一口标准的上海地方方言。诊疗时，我有点好奇地问小戎，你是上海人，这么年轻生了乳腺癌，只有在深圳比较常见。谁知她回答说，她是生了病，才从深圳回到上海奶奶家的，她父母80年代中期到了深圳，她出生在上海，从小跟随父母去深圳生活、工作，只是因为生了癌，才回到老家的。当时，我就明白她生癌的原因了。现在六年多过去了，小戎康复得很好。

当然，我们注意到，近几年来，随着生活节奏的加快，上海也开始呈现出三十岁左右罹患乳腺癌的发病提前之高峰。而且，非常令人感慨的是：它往往总是侵袭了外来的新新上海人（指来上海发展不久的外地女性）。北京、天津等发达的大城市也有类似趋向。至于机制，应该说与深圳的如出一辙。这类情况中，尤其以于娟的故事最令人深思！

于娟，山东人，海外及国内拿了两个博士学位后，到上海复旦大学发展，是位年轻的女讲师。2010年初她被确诊为晚期乳腺癌，2011年4月，31岁的她去世。她去世前斜躺在病榻上，忍着剧痛，敲打着键盘，写下了充满血及生命教训的《此生未完成》一书，以告诫他人，特别是年轻人。在这本书的封面上，写着“我们要用多大的代价，才能认清活着的意义？”很发人深省。

于娟回忆分析了她为什么年纪轻轻会被乳腺癌盯上。她说：“第一，我没有遗传；第二，我的体质很好；第三，我刚生完孩子喂了一年的母乳（因为有理论说未生育及未哺乳的女性更容易生乳腺癌）；第四，乳腺癌患者都是45岁以上人群，我那时只有31岁。”

“我想我之所以患上癌症，肯定是很多因素共同作用累积的结果。”

她自己分析原因除了以前“瞎吃胡吃”“从来不会在餐桌上拒绝尝鲜”“暴饮暴食”“嗜荤如命”及“食量闻名中外”外，还发现“我会下死本地折腾自己，从来不去考虑身体、健康之类的词，我只是把自己当牲口一样，快马加鞭马不停蹄日夜兼程废寝忘食呕心沥血苦不堪言……最高纪录一天看21个小时的书”“大把挥霍自己的青春与生命”。她自认为“是争强好胜决不认输自控力不强的人”。平素“基本上没有12点之前睡过，学习、考GT……与此同时，聊天、网聊、BBS灌水、蹦迪、吃饭、K歌、保龄球……填充了每个夜晚。厉害的时候通宵熬夜，平时的早睡也基本上在夜里1点前”。最后，她意识到“长期熬夜等于慢性自杀”。

她“曾经试图三年搞定两个学位，三年半同时搞定一个挪威硕士、一个复旦博士学位……拼命日夜兼程，现在想想就是拼命拼得累死，到头来赶来赶去也只是早一年毕业”，又“曾经的野心是两三年搞个副教授来做做，于是开始玩命想发文章搞课题”，而且，“喜欢操心张罗，无意中成了家里的CPU，什么东西放在什么地方，什么时间应该做什么事情，应该找什么人去安排什么事情统统都是我处理决断。”于娟“生病才不得不承认，自己的性格不好：我太过喜欢争强好胜，太过喜欢凡事做到最好，太过喜欢统领大局，太过喜欢操心，太过不甘心碌碌无为。”

她身在病房里还不忘学者本性，对同病区一个个乳腺癌病友进行发病影响因素的个案研究，自认为研究样本量超过50例，足以说明问题，强调以前专家的观点（是指乳腺癌患者病前多抑郁）是错的。认为“乳腺癌患者里性格内向阴郁的太少太少。相反，太多的人都有重控制、重权欲、争强好胜、急躁、外向的性格倾向”。因为她住的是比较贵的特需病房，不是一般人所能够承受的。因此，在她的研究样本中，这一结论是可信的。的确，“职场狂热女”就常有她所说的这些典型特征，而“狂热女”易被乳腺癌盯上，“狂热女”相对经济条件宽裕，可以住进这类病房。这就解释了于娟的研究结论，同时，也佐证了我们观察的结果。

于娟的老公，于娟称其为“光头”，他这样评价其妻子：“一辆平时就跌跌撞撞一直不保修的破车，一踩油门就彻天彻夜地疯跑疯开半个月。一年搞个四五次，就是钢筋铁打的汽车，被这么折腾地开，开个二十几年也报废了。”

于娟的临终深切告诫尤其值得录入在此：

她说：“在生死临界点的时候，你会发现，任何的加班（长期熬夜等于慢性自杀），给自己太多的压力，买房买车的需求，这些都是浮云。如果有时间，好好陪陪你的孩子，把买车的钱给父母亲买双鞋，不要拼命去换什么大房子，和相爱的人在一起，蜗居也幸福……”她又写道，“若天有定数，我过好我的每一天就是。若天不绝我，那么癌症却真是个警钟：我何苦像之前的三十年那样辛勤地做蝂蝜★？名利权情，没有一样是不辛苦的，却没有一样可以带去。”她反复叮嘱：“活着就是王道，如是记之！”“一定不要熬夜！”

这些，字字泣血！饱蘸着生命的代价！还不足以唤醒人们认清活着的意义吗？

★ 蝂蝜，又叫蝜蝂，传说中的一种爱背东西的小虫，爬行时什么都背着，越背越重，再累也不休止。

三 财务、教师、办公室中层管理者易生癌

前已述及：城市里女性癌症发病率较男性上升趋势还相对快一些。那么，究竟是哪些城市女性更容易被癌盯上呢？

在90年代后期，我们就发现一个有趣而难解其谜的现象——城市女性癌症患者中，三类职业女性特别突出（或者说比例奇高，或者说她们更容易生癌）：第一类是财务、会计（或者说终生与数字打交道的，如审计、统计、银行工作者）等；第二类是教师，尤其是中小学教师；第三类则是办公室的一般中低层管理人员，如文员、办公室秘书等。当然，从事人事、统战、信访、接待（办公室主任）等工作的女性也容易生癌。这些职业可能是要求比较严谨而矛盾相对较集中，但因为她们的相对人数较少，故在临床上不像前面几类那么多。

最初，看到门诊女性患者中这些职业者特别多，我百思不得其解。乳腺癌、肺癌、卵巢癌患者中，这类职业者占了2/3。特别是城市女性肺癌患者，更为典型地集中在这些人中间。可以说，女性肺癌的第一高发人群就是财务或和数字打交道的职

业从事者。

一般财务室里都是女同志，“二手烟”被污染的可能性绝对没有其他职业高，而最容易被环境污染的清洁工、操作工、营业员等女性为什么却很少生肺癌？显然，不能用污染或被动吸烟等常规理论来解释。

时间久了，思索多了，便恍然大悟。原来，上述职业都有一些共同的特点：

（1）她们所从事的都是必须很认真才能完成的工作：像财务、审计、统计之类，天天与数字打交道，一个小数点都不能错，一点差错就出问题，而且，一出，很可能就是大问题。

（2）这类职业的技术“门槛”不高，许多人稍微培训一下，就能上岗，故她们的职业心理保障不是很强，危机感极强。

（3）职业正性回报率并不高，社会成就感不强。财务，永远总是财务，时间久了无非是老财务。中小学老师也一样，充其量成为老教师，不像大学，可以升教授等。办公室高层人员还有上升空间，中低层则可能一辈子在原位打转。

（4）自我掌控能力弱，没法操控自己的工作。在这些职业中，受他人牵制、工作环境影响的概率比较高。

因此，工作的性质迫使这些职业女性只有加倍努力，小心谨慎，兢兢业业，细致再细致，才能确保职业安全。故多年做下来后，职业习惯及需要泛化成了生活的基本态度，并逐步演绎为她们的个性特点，往往造就了一种很特别的性格——我称其为“财务性格”——什么都追求完美，什么都不放过，什么都一丝不苟，什么都要做得最好，而且，性子急，什么事情都强求第一时间做好！更因为苛求太高（包括对自我、对他人的要求都很高），因此，她们职业圈内人际关系不太可能轻松、和谐，相反，常常比较紧张。诸多因素的综合作用下，她们比其他女性更容易患上癌症，也就是情理之中了。

有鉴于此，我们告诫这些职业女性，努力调整一下，别太计较纠结，且须学会二八分，别什么都太较真。

四 “少火壮火”说及“蜡烛理论”

“职场狂热女”为什么更易被癌症盯上？这可以用一个机制来解释，我把它称为“蜡烛理论”。

中医学的《黄帝内经》中有个经典理论——“少火壮火”说。它认为“少火生气”“壮火食气”。所谓“少火”，就是适度的、恰到好处的、不是很旺盛的生理机能。“少火生气”就是指这类适度的生理机能（少火），能够帮助体质更趋于稳定和壮实（生气，源源不断地产生及补充着“气”）。所谓“壮火”，就是过于强旺、十分亢盛的生理机能。这类机能状态每每“食气”，大量地消耗着“气”，从而使得机能日益趋于虚弱、失调和病态。

我们可以用蜡烛现象来阐述：一根同样长度的蜡烛，点着“小火（少火）”，火势不大，亮亮的，常可以持续点很长时间，因为火势恰到好处，不是很大。

如果火势很大，就叫“壮火”，“壮火”表现出机能非常亢奋，尽管很亮，看上去很有活力，但很快就因为蜡过多过快消耗而熄灭。这就是“壮火食气”。

其实，生命现象何尝不是如此?

我的研究生同学胡文骏医师在20世纪80年代初读研究生时就做过一个研究，对象是五六十年的上海市级运动员。研究发现大运动量的运动员并不长寿，且晚年身体状态普遍欠佳。但经常运动，或者说长期适度运动的，则有好处，这就是辩证法。

历史上，人称“山中宰相”的陶弘景是南北朝时期非常著名的养生大师。他说过一句话十分经典：“人欲常动，但不可大疲耳！”“壮火”就是始终处于拼命燃烧的“大疲”过程中，很快就消耗殆尽。因为人的寿限是个常数，人的代谢总值也是个常数，就像自然界所有生物，有生命的东西，其代谢总值（甚至包括心跳）都是个常数一样。你拼命地挥霍，它当然消耗得快，同时，衰竭得越快。用北京大学王一方教授的调侃来说：“每个人都是排着队，走向坟墓的。也许，有的人匀速地走3万天，有的人拼命地走却只走了2万天，有的人却可以优哉游哉拖上个4万天！”你使劲地加速度往前冲，最后结果一定是走得越快，死得更早，寿限被你自己拼命地折腾没了。更何况，使劲地加速度往前冲，往往跌倒栽跟头的机会更高，出意外的概率大增，也许，根本拖不到寿限就夭折了。

好车一般能够跑上100万千米，你天天油门踩到底，最高速度狂奔，也许跑上30万千米就报废了，更也许，刚刚狂奔了10万千米就出大车祸了。年纪轻轻罹患癌症，不就是出了大车祸吗?

美国是世界上生活节奏最快、竞争最厉害、最讲究拼搏的国度（就整个国家而言）。2013年初（1月9日），被授权的美国权威学者刚刚公布的国家层面的研究结果表明：在全球16个发达国家中，美国人的平均期望寿命最短，健康方面问题最严重（综合而言），很多癌症发病率最高，而且，用在医疗保健方面的人均费用是其他发达国家的两倍多。这让整个世界及专家本人都非常惊讶，深受刺激。为什么？就是因为它的文化迫使国民始终处于一种狂热的竞争状态，“火势”太旺，很快就耗竭了，期望寿命自然短了，健康问题也就多了，这过程中更容易引起生理上的偏差，其中，恶果之一就是生癌。

中国何尝不是如此？深圳的乳腺癌30岁高发现象说明了这一点。2012年全国癌症发病率普查，上海癌症年发病率标化后的比全国平均水平高出40%，同样印证了这一点。

因此，“职场狂热女”，别再狂热了，适当放慢你的脚步吧，以便能够更好地守住你的健康，享受生活！

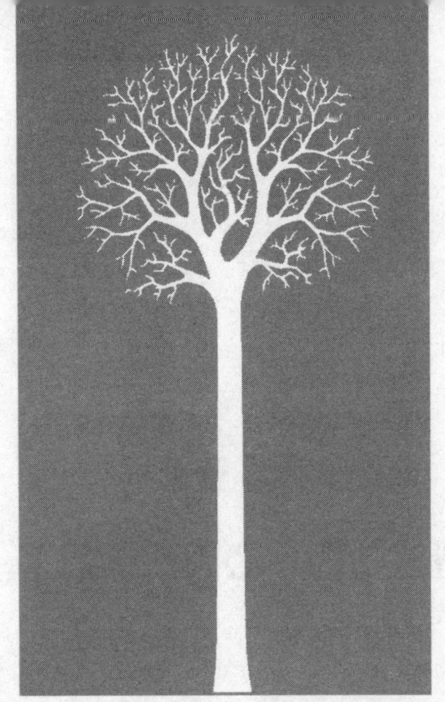

第四章　好女人，别让情绪害了你

忧郁、委曲求全、内向、多愁善感，从表面看，只是性格方面的特点，但是不良的性格特点、情绪会诱导致癌因素产生，比如，C型被认为是最容易患癌症的性格。学会宣泄，释放出去的不仅仅是泪水，更是致癌因素。

一 女性：情感动物，心因致癌居多

古今中外，人们几乎都认定一点：女性是情感动物，更关注内心感受，同时也更容易被情绪所伤，她们的健康状况，常常维系于精神情感。

“好”是主流文化对于女子的期待和评价标准，而女性也每每据此来约束自我行为。

在我早年写的《中医性别差异病理学》（1994年出版）中曾对此做过分析。纵观历史，中国传统文化对女性的主流性看法似乎主要集中在“阴柔似水”特征上。女子应柔弱似水，雅淑温柔，顺从谦和；情感丰富，善表脉脉温情；对周围人的变化十分敏感，富有同情心，不坚持己见；易感受他人的情感变化而自己也卷入其间；文静，有教养，不喧闹；行为举止得体，做事恰如其分，分寸感强；衣着整洁，注重自己的容貌体态；适应力强，安于现状；无欲无求，无过多非分之想，犹如水之禀性；能嫁鸡随鸡，嫁狗随狗；善主内，能很好操持家务，主持家政，对家庭和丈夫子女责任感强，愿做出全身心奉献；擅长关怀人，照顾人，对亲近者能体贴入微，无微不至；

有很强的依赖感，一般不独立做出重大决策，对安全有强烈的需要；十分警觉，却又十分善于谦让，不与他人好斗争雄，不主动攻击他人，常以退为守；能耐心倾听别人诉说，喜欢聊天，人际关系融洽；情感善变，时有起伏；常以泪洗面，时时表现出诸如林黛玉式的病态美；喜欢艺术、文学与小说之类……就是这么一组绝对男人至上的社会标准，长期以来令女性生活在情感扭曲、自我压抑的氛围中，导致她们的精神情感时时处在表面平静，内在惊涛骇浪不止的状态中，由此引起了大量与心理有关的疾病。

临床观察表明：女性常见癌症的诱发因素中，多少都有着精神情绪发生作用的烙印，并且相较男性，影响要重很多，不仅发病过程如此，疾病治疗及康复过程也都这样。就像明代名医董宿《奇效良方》所言："慈恕爱憎、嫉妒忧恚，抑郁不能自释，为病深固者。"外感疾病男女固无大的差异，女子大大多于且亦难疗于男子。

中医理论认为：女性有两大致病因素不太同于男性，一是"操持过度"，二是"七情怫郁"。"操持过度"我们放到后面讨论，先来讨论"七情怫郁"。

所谓"七情怫郁"，是讲情感易波动。女子重情感，体验细腻、敏感，情绪多不稳定，多愁善感，这就导致了因情绪怫郁而致疾（包括癌症），较男子为常见。我们做过临床调查，揭示了这一点。成都的王米渠先生分析古代代表性的医案集，如《名医类案》《续名医类案》《古今医案按》等，也得出了有说服力的结论。《名医类案》中记载因情绪怫郁而发病者，男女分别为95例和101例，女性稍多，但该书总共收录男女案例总数分别为1720例和664例。因此，男女情志所伤发病率分别占总例数的5.5%和15.2%，女子明显多于男子。而且，就七情性质而言，男子多因于"费神"（劳心、苦思），而女子更易为悲忧所伤，女子伤于悲忧的是男子的六倍多。《续名医类案》中记载，女性因情绪致病者也是男性的2.5倍，更多地表现出悲伤、哭笑和幻视等。《古今医案按》中，女子患病案例则是男子的2倍。这些都说明女子更容易伤于情感，临床也更多见因情绪波动而致疾者。

不仅发病过程中女性和情感关系甚为密切，而且，在女性癌症的发展或者症状加剧过程中仔细寻觅的话，也可以看到情感起着重要作用。最近我接诊的一个病案就非常有趣，也非常发人深省。

她是一个财务科长，已经退休了，因为骨疼，检查结果是晚期乳腺癌骨转移。然后，化放疗很长时间，体质很差，脸发黑，化疗已经进行不下去了。在我这儿治疗是从2012年6月份开始的，我让她化疗间隔期拉长，中医药加强。到9月底，她的情况开始改善，气色好了，脸也光润了，精神状态大有好转，骨头也不疼了，只是偶尔阴雨天有些不适。通过长期接触，我知道这个人脾气暴躁，非常要强，掌控欲强，且特别追求完美。10月底，她又来了，状态很好，开开心心地，还非常感谢我给了她起死回生的机会。

12月中旬，她又来复诊，这次是她姐姐陪着来的。我一看，脸又发青，人见消瘦，一脸愁容。我暗自猜测，怎么回事？难道又复发了吗？她见到我一脸无奈地说："何教授，不知道为什么，我又进鬼门关了。上次看完后很好的，然后，回去没多久就住医院了，住了一个多月，到现在为止原因都没查清楚……"

我问："究竟怎么回事？"她拿出厚厚的一沓片子给我，说："不知道什么原因，莫名其妙地小肚子一阵阵疼，疼了后就再没有大便，吃东西还想吐……被送进浦东一家三甲大医院，临床诊断为肠梗阻。这一个多月来都在住院检查，所有的医生，所有的证据都认为是肠梗阻，但就是原因不明！"

我把她的所有检查都看了一遍，有X光片、CT、磁共振，还有PET/

CT，在腹部并没有见到明显液平（“液平”是肠梗阻的特异性证据），然后，也没有听到肠鸣音。她说，一个多月没有大便，也没有放屁，吃了就吐……从临床症状来看，我认为是非常典型的肠梗阻。但为什么影像学没有显示出“液平”呢？这的确不好解释。

她说：“所有的会诊医生都说是肠梗阻，但都解释不了，没有办法，做了各种检查，包括CT、磁共振等，最后只能再做PET/CT检查（PET/CT是最先进的，价格昂贵），光检查费用，一个多月我就花了四万多。”

我当时在想：这肯定是肠梗阻，症状很典型。但我也在纳闷：一、什么因素引起她的肠梗阻？肠梗阻不会平白无故发生。二、为什么肠梗阻没有液平（通俗地说，肠梗阻的“液平”现象就像是下水道堵了，局部总有水渍存在一样）呢？我就追问她，她说医院院内院外组织了两次会诊，都得不出结论。其中一个医生解释说，她后腹膜有一个淋巴，可能是这个淋巴压迫了腹腔中的肠道，引起了肠梗阻。我想了想，这个解释太牵强了，因为她后腹膜的淋巴以前就有，原因说不清楚，可能是因为几年前她做过子宫切除手术，属术后增生性反应。而且这个淋巴并不很大，只有1.8厘米。在后腹膜的这么大的淋巴，要引起远开几厘米的腹腔内肠道的梗阻，无论从什么角度解释都没法令人信服。

她的个性我是知道的，前面也已经说了。我就让她仔细回忆发病前一两天究竟发生了什么。她说：“我肯定没乱吃，也没有其他因素，只是跟老公吵了一架。老公见我身体好一点了，就故态复萌了。那天，他吃完晚饭，抹抹嘴，就要外出，我说‘我身体不好，你能不能再洗洗碗？’老公说，‘你现在不是很好了吗？完全可以洗碗了……’然后，我们就开始拌嘴，老公又像以前一样骄横，说话很难听，气得我浑身发抖，他却甩甩手，走了。一两个小时后，我感到肚子一阵阵地疼，叫人去叫他，他也不睬我，恢复到我们原来非常严重的对立状态。”

找出症结，她是严重的情绪反应，导致了精神性的胃肠功能急性紊乱。或者说，是亢奋的情绪反应引起的急性麻痹性胃肠梗阻，因为剧烈的情绪波动，导致了她交感神经系统极度亢奋，抑制了胃肠蠕动。这不常见，但原因很简单，诸多医师之所以忽略，是因为肠梗阻在一般人印象中，原因不是物理性、机械性的，就是炎症性的，但她是情绪性的。我把这个解释说给她听，她想了想说：“我也怀疑过，但从来没有医生问过我前因后果啊。”

根据她的情况，我开给她一些理气的中药内服外敷，同时，建议她配合吃一段时间的抗焦虑药。

两个星期后，她又来复诊，她告诉我说：“何教授，真的佩服你！你的药真行，当天下午用上去，晚上就放屁，然后，晚点就能排出大便，尽管出来量很少。第二天开始就正常饮食了，现在这些症状没有了，隐隐作痛也没有了……”其实，不是药好，而是找准原因，对症下药罢了。

总之，对于女性癌症，包括临床症状，包括她们的疾病加速恶化或稳定，都别忘了应考虑可能的情绪因素。**而了解情绪因素并不难，并不需要精密的仪器检查，只需要多问几个为什么，通过刨根问底，追踪其前因后果，往往就有可能找到蛛丝马迹，再细细分析，也许就别有洞天了！**

二 癌症更爱“黛玉型”淑女

从古至今，“淑女”都是中国“好女人”的典范。之所以称为“淑女”，就是因为其十分“贤淑”。所谓“贤淑”，说的是女子贤良美好。唐代孙棨在《北里志》里称：“于公尚广德公主，宣宗女也，颇有贤淑之誉。”明代孙仁孺的《东郭记》誉曰“之子真贤淑，况又仪容美”。现代作家丁玲的《自杀日记》也说：“他有贤淑的女人，比我好的女人。”可见，古今都推崇“贤淑”之女。

贤淑，通俗地说就是通情达理，知书善让，谦和包容。传统文化认为：女人一旦通情就具备了宽容，一知书就具备了理性，为此，她们不会放纵自己的情绪，甚至时时克制，很少会冲动，这被誉为是女人的美德。但是，落在身体上，就可能出问题。

1987年版的《红楼梦》中扮演过林黛玉的陈晓旭，是迄今为止公认的演林黛玉最为神似的一个。之所以能神似，多少是因为演员本身具备了林黛玉类似的气质，其中，贤淑、细腻、敏感、脆弱是必需的。因此，在扮演林黛玉的同时，她也活灵活现地体现着自己。

林黛玉死于结核，这在当时属于难治之症，而陈晓旭死于癌症，且偏偏是乳腺癌，又是现在的难治之症。之所以至此，就是因为她们都是淑女。

人们都知道血型有分A、B、O型，但是我们是否知道性格（个性）也分A、B、C、D、E等型的呢？而且，这些还与患病概率密切相关。

心身医学上根据人的性格和行为特征，将人群分成多种类型。其中，**A型性格者属于急躁好胜型，这类人由于性子太急，时间紧迫感强，不安于现状，且不服输，好胜心太强，身体上常常会出现许多问题，更容易患动脉硬化、高血压、冠心病、糖尿病等，也容易被某些癌症盯上。**前述的于娟，就是典型的A型性格，故其年纪轻轻，刚刚30岁便加入了乳腺癌患者行列。

B型性格者，则恰好与A型性格者相反，常是安于现状，进取心不强，比较随和，与世无争，过一天算一天的，但常常身体状况较好，不容易得病，长寿者中这类性格约占了六成。

林黛玉这种看似贤淑的性格，人们往往归之或D型，或E型。她既表现出多愁善感，孤僻，爱独处，不合群，沉默寡言，待人一般，不很热情，甚至有点冷淡，缺乏自信心，有不安全感，情感消极，忧伤，易不安等D型特征，又有着感情丰富，善于思索，攻击性弱，很少找人麻烦，情绪常以消极占主导，自我评价偏悲观的E型特征。且这两种性格本身就是孪生姐妹，常常相依相伴，都容易发展成抑郁倾向。而抑郁早就被研究认定为癌症的“催化剂”。有资料表明：**常抑郁者，癌症的发病率较常人高出约三倍！**

此类性格多见于文化层次中等的青中年妇女。平素，她们往往易发神经官能症。生活中点滴小事就可引起这类人的抑郁焦虑，一有抑郁焦虑就又产生一系列生理功能紊乱，例如心悸、头晕、头痛、失眠等症状。其实，她们一直为这些症状所苦恼，这种情绪带有波动性和不稳定性，故称为神经质型抑郁或焦虑。

有研究揭示：抑郁者免疫功能明显受损，并伴随着内分泌与代谢多环节的失调。因此，她们平素常小毛病不断，生活质量不高。林黛玉之所以年纪轻轻就患上肺结核，上述综合因素是关键。陈晓旭的免疫、内分泌及代谢功能显然也类似，这就使她才不过40岁就因为乳腺癌去世。而深究她的癌症成因，也许因为她和林黛玉类似，是个外人看起来柔弱，但自身却代价多多的“淑女”。

与“淑女”相对的名词，近有“超女”。此名词起于几年前的电视选秀。能荣获“超女”头衔的，都是些敢想敢干的外向女孩子，这个选秀节目的宗旨就是“想唱就唱”。看看！多勇敢！多自我！多阳光的口号！“想唱就唱”，不用在乎别人怎么看，不用在乎是不是唱得动听，只要喜欢，只要自己唱着高兴就可以唱。这种性格及行为方式和“淑女”的低调、克己、内秀大相径庭，从健康的角度看，“超女”的这种自我，不仅是对心理需求的成全，更是对身体康宁的成全。她们至少不会因为所愿不遂而郁闷，自我常常得到较大程度的释放。从心身疾病的角度看，她们少了很多仅仅因为心理因素便诱发癌症等疾病的概率。

中医将癌症视为“阴邪”。所谓阴邪，是与阳光、阳气相对的。而“淑女”个性上的“静”，甚至自我克制，显然比“超女”的活泼、开朗动更接近“阴”而远离了“阳”。所以，当陈晓旭因乳腺癌去世时，一些医生遗憾地得出结论：**“淑女”比“超女”更容易罹患癌症。**于娟为什么对人们过去习惯认为的乳腺癌患者多抑郁感到不解，并自己做了流行学调查以进行反驳，其实她自己就是有着类似“超女”的特点。但不等于说

“超女”的乳腺就相安无事了，“超女”又有“超女”的心身特点，只是少了些抑郁类的情绪刺激，致病类型、性质不一而已。对此，后文将会有所分析。

临床上，**女性因长期抑郁而发展成癌症的不少，尤其多见于乳腺癌、卵巢癌等与内分泌休戚相关的癌种。**粗略估计，乳腺癌中，发病前明显抑郁（属于“淑女”类）的，约占总乳腺癌患者的四成以上。

有个青浦的女患者，在我这儿看病七八年了。其实，她早已经乳腺癌自愈了，但是一直不放心，一直要求看诊，因此，也就成了患者加朋友。

她第一次来看诊的时候，我就觉得她是个有着明显抑郁倾向的人，长得很秀气，有点腼腆，一看就是个典型的现代版“淑女”。

诊疗时我就非常纳闷，她才37岁，有两个孩子，大的已经11岁了，小的也7岁了。她两年内左右侧乳房都生了癌，而且，都是独立性的。后来接触时间长了，我对她开始了解：她是一个非常内秀、抑郁和敏感的人。她说她小时候读书成绩很好，父母对她也不错，但她总是不喜欢跟人交往，总担心着会发生某些事情，情绪也很不稳定，曾经因为抑郁而接受过一段时间治疗。她的工作不错，丈夫对她也很好。然而33岁时发现左侧乳房有硬块，一查，是乳腺癌。两年后，右侧也出现了同样的病症。通过2~3年的治疗，包括我的鼓励，再加上我建议她吃一段抗抑郁药后，情况大为好转。但是，她的性格还是比较细腻、胆小、敏感、偏于抑郁、多愁善感，一有风吹草动，心里马上就不踏实，想得很多。我一直提醒她多和人交往，并建议她长期用谷维素等。现在，情况越来越好。

总之，对于“淑女”类型又有抑郁倾向的，要多多提醒注意，从多方面做调整，以免无意中被癌症盯上！

三 委曲求全：癌症高危的C型性格

看过《红楼梦》的人应该知道，大观园里哪位小姐的性格最为懦弱？不错，就是那个平日不善言辞、时时处处与人为善、委曲求全的迎春。应该说，她真是懦弱到家了，就连她的乳母偷了她的首饰去赌钱，她都装作不知道，事情败露之后，乳母的子媳玉柱儿媳妇还公然欺负她，她都不敢还击。在抄检大观园时，她的丫头司琪要被赶走，求她帮忙给说说情，看能不能留下来，可她硬是不敢去。她这种极为懦弱的性格终于为她带来了悲剧，被父亲草率地嫁给了禽兽般的孙绍祖，而其结局也只能是“金闺花柳质，一载赴黄粱”。

倘若从心身医学角度来看，迎春的这种极为懦弱的性格应该算是C型的典型了。而且，**C型被认为是最容易患癌症的性格特点。**

C型性格在20世纪80年代由德国心理学家最先提出。他们在研究了一组恶性黑色素瘤患者后发现，这些患者都有一些共同的性格特点，他们把这种特点归纳为C型性格。其行为主要特征：**常表现出过分合作，回避矛盾；强求自我忍耐，典型的“忍气吞声”；平素性格内向，不善或不愿表达；表面沉默不**

语，逆来顺受，但内心怒气难消。究其成因，多为童年期经历偶然事件的刺激，逐渐习惯于以自我压抑的方式来应对外界。偶然事件包括幼年丧失父母，缺乏双亲抚爱，或有过精神创伤史等。

她们最大的行为特点是：往往为取悦别人而强行消解自己的需要；在遇到挫折时，内心并非无怒无恨，可以接受或包容，只是强行自我压制。

20世纪八九十年代曾有不少专家参与了这一问题的研究，认定这类性格者特别容易受到癌细胞的侵袭。所以，他们以英文Cancer（癌）的第一个字母C为这种性格命名。有资料指出：长期忍气吞声的女人患癌症的危险比一般人要高出三倍。

俗话说“打掉了牙齿往肚里咽”，强行地自我压制情绪，可导致愤愤不平的内心，打乱了体内环境平衡，特别容易伤及内分泌（乳腺、卵巢等）及消化道（胃），干扰免疫监控系统的功能，突出表现为对异常突变细胞的识别及清除能力下降，这类细胞是极易发展成癌症的。因此，在悄然无声中，癌症黏了上来。

我们的临床观察表明：**这一类型的“好女人”中，乳腺癌、胃癌最为高发，卵巢癌、肺癌、脑瘤等紧随其后。**

我接触过的女性胃癌患者当以数千计。除部分有遗传背景、部分年轻患者生活习惯不好外，大多都饮食节制，生活有规律，并非饮食因素单纯致病，甚至饮食及生活方式并不起负面作用。相反，她们往往表现出典型的C型性格特点：表面谦和、恭让，追求完美，实际上内心愤愤不平，却往往难以释放自我。

研究表明：45岁以上的男女胃癌患者大多属于这一类型——平素处世谨慎、小心、喜欢沉思、偏于内向，且表面十分谦和、恭让，内心却常有较大抱负；信奉完美主义，做事每每追求至善至美；一般公开场合很少流露真实情感；善于自我压抑愤怒，取悦于人，常常表面平静，内心却冲突剧烈。

世界范围内，日本国民的胃溃疡、胃癌发病率特别高，通常被认为与日本民族的个性有关。日本民族的个性则被归纳为“菊花”与“刀”，有着比较典型的C型性格特点。

一个案例有非常典型的意义：六七年前，我接诊一个出家人，女性，由她的小姐妹陪同来看病。这位女性面容姣好，看上去很斯文，很有教养，话也不多，非常瘦弱，整个诊疗过程都是小姐妹帮她介绍病情。原来，她刚出家一年多，发现左乳有个硬块，知道事情不好，想自我了断。被发现后，硬是被小姐妹劝来看病的。我建议她手术同时配合中医药善后。时间长了，她病情越来越稳定，脸上也有了笑容，各方面都很好。因为复诊次数多了，聊得也多了，她偶尔愿意跟我敞开心扉谈一些问题，追踪分析病源。

原来，她从小生活在一个比较特殊的家庭，母亲是个很有文化的知识分子，但因为在那个特殊的年代，嫁给了一个大老粗，父亲酗酒，常打骂母亲，她很怕，听话、逆来顺受，既想维护母亲，又不敢做什么。她的学习成绩很好，考进了全国名牌大学。在校读书时，班里有一个特别出色的男孩，又高又帅，她暗暗地爱上那个男孩，男孩对她也很有好感，但她从未敢表白。临近毕业时，班里另外一女同学拼命地主动追求那个男孩，她就与爱情失之交臂，毕业后，那个男孩也没了音讯。

本科毕业后，她进入了一家外企。由于她工作能力不错，很快得到赏识，然后有了经常和高层领导接触的机会。这时，她发现管理层一位比她大七八岁的男性，真的可以说是高富帅，能力又强，且是海归，接触多后两人互生爱意。那时，就剩一层纸没捅破，她就等着那位男性来向她表白。但是，没等到那一天，新进来一个长得非常一般的女研究生，开始对这位男性展开了进攻，而且，还在背后散播她的流言蜚语。这样，这位男性又渐渐地疏远了她。她心里很明白一切，很多好朋友看不下去，劝她对那个女的发起攻击，把事情说明白。但是，因为她的性格，她强行忍了下去。不久，新来的女孩得到快速提拔，而且和那个男性也结了婚。然后，女研究生反而做了她的直接领导，处处给她穿小鞋，给她难堪，她在企业的日子很难过。就在两年前，她被迫做出了决定，遁入空门，出了家。

出家后，她的厄运依然没有结束，不久就发现乳房生了硬块。

其实，这个女孩就是典型的C型性格：她心里明白，却强行压抑着自己的欲望，委曲求全，最后剩下的只是心身严重创伤。她也看过我的很多书，她说，教授你说得对，我看过你的书后认为，从某种意义上说，我是咎由自取，是我自己的性格害了自己！

现在，她又重新回归社会，从事一份自己喜爱的慈善工作，总体恢复得不错。她现在认为："如果我沿着原来这条老路走下去，我必定自己把自己给毁了！"

北京安定医院心理科的秦士珺医师认为，心情压抑和得癌症这两者之间存在着直接的联系，因为长期心情压抑而患上癌症的患者不在少数。这在优秀女性中尤其突出。秦医师指出：有一项调查研究显示，60%~70%的心情压抑者与患上癌症有着很大的关系。的确如此，如今，随着社会的发展，女人面临的来自各方面的压力日益增大，特别是工作和家庭生活方面的压力，日益增大。过度的压力，女人或多或少会难以招架，如果再不善于自我释放与调节，甚至变本加厉，还要特别追求完美，追求事事最好，一心赶超他人，那么，**巨大的内外压力及自我不善于释怀，会给女人的身心健康造成极大的伤害。**

四 压抑不善释怀者，得癌概率高

在世人的观念中，尤其是男人的眼里，“好女人”的一大特征就是学会克制、忍耐，给男人或者说给其他人留余地。而“好女人”也大都默认了这种世袭的观念，把自己修炼成具有各种克制的本领。

比如，克制自己的烦躁情绪，克制对流言蜚语的反应程度，无论什么事都要在私底下进行，绝对不能咋咋呼呼，搞得满城风雨。即便发生了什么难以收拾的事件，也要从容淡定。可以哭，但绝对不能披头散发地渲泄，“宁可湿衣，不可乱步”。

同时，还会克制自己发火的频率和强度，哪怕对方犯了错误，也要视性质和严重程度区别对待，可以谈判，也可以进行劝导，但是绝对不能不给对方做饭洗衣服，也不要赶他睡沙发……

女人以为自己诸如这般的克制、隐忍就可以让一切人都满意了，但是身为女人，你是否想到，你这样做的结果不但放纵了别人，而且还亏待了自己，甚至把自己推向疾病的深渊，让癌症等纠缠上身?

为什么会这样？这是因为长年累月地克制自己，压抑自己的负面情绪，不让其发泄或释怀，**而负面情绪长期作用于人的大脑，将导致内分泌等诸多功能失调或紊乱，大大地降低人体免疫功能，这样一来，便会给癌症以可乘之机。**

早在南宋时期，著名的中医学家朱丹溪在分析乳腺癌（那时称“奶岩”）的成因时，说过一段很深刻的话：嫁到夫家后，“不得于姑嫂”，“不得于公婆”。姑嫂妯娌关系不和、公婆关系紧张，只能长期压抑，忍气吞声，难以释怀！十多年后，乳房出现硬块，不久后，硬块溃破，便为“奶岩”。这就典型地描述了这一人格特点的妇女乳腺癌的发展过程。

其实，临床上仔细探究，因为这样而让癌症盯上的教训实在是太多了。

前两天，我刚刚看了一个女患者，她是从农村出来的，在安徽一家大企业做人事管理。见到我先恭恭敬敬地鞠了个深度的躬，然后说，何教授，就是你的书，让我活了下来！她说我知道我的病根在什么地方。她患的是肺腺癌，已经转移了，转移到脑，局部做过放疗，现在做过化疗后，还控制得不错。

我翻看了她的病史，也看了她的片子，对37岁女性为什么会生肺腺癌感到纳闷。她也知道我在纳闷，说：“我爷爷有过肺癌，抽烟很厉害，但七十多岁才生病的，我爸爸妈妈现在也七十多岁了，还都很健康，我肯定不是因为遗传因素。工作环境也很干净，我是搞人事管理的，家里原来很穷，农村毕业后我憋着一股劲，一定要改变家庭状态。然后，我拼命工作，很快就被提了干，在一个大企业担任人事经理。正春风得意时，非常赏识我的老领导调走了，后来来了个新领导，新来的领导就是看不惯我，明明应该提拔我做人事总监的，硬是把我打入冷宫……我郁闷啊！既不能对他发火，每天还要对他客客气气，这火只能往肚子里咽……我本身就是非常小心眼的人，然后，天天受气，天天想不明白……”

“三五年后，咳嗽日久，一查，肺癌，而且脑转移了！所以，我很明白，我的病就是这样得的。现在，我算是想明白了，要活下去，要活得更好一点，以我的实际经历，来证明我还行！我还能帮助我的家庭走出困境……”她先生也在一边说：“我老婆是一个很好的人，做人事上下口碑都很好！做人事工作上下口碑好很不容易。但这几年来就是郁闷，那领导经常给她穿小鞋，她内心压着火，又不敢发，只能私下自己偷偷地流泪……”

最后，患者非常庆幸地和我说：“幸亏我在图书馆看到了你写的《癌症只是慢性病》，给了我重新活下去的希望，不然我早就走了。所以我一定要痛改前非，继续努力，以实际能力来体现我的价值！”告别时又是一个深度的鞠躬。

其实，女人是情感动物，女人比起男人来更容易受伤害，更难以从阴影中走出来。这一点，每个当事人也清楚地意识到：要学会随时调整，尽快地走出来，毕竟生活是你自己的，不能老是停留在过去的阴影中。

五 癌症："囧女"往往难逃

"囧"字这些年特别火。"囧"，意味着纠结、尴尬、失意、活得沉重，还兼有"郁闷、悲伤、无奈"等意，据说"囧"是21世纪最流行的一个汉字。

我用"囧"字来表达一类"好女人"（姑且称其为"囧女"）。她们在世人眼中，对他人体贴、关怀备至；牺牲了所有的自我，一心维护着家人；她们有苦总是自己忍着，再苦再累自己一人扛着；她们对所有人都很和蔼，从来不与人计较，可以说是真正的"老好人"。实际上，她们的内心可能正在承受痛苦的煎熬，就是说"囧"得慌。这类女性由于太注意外在形象、忍辱负重、压抑自我，势必使自己的情绪处于压抑状态，如果不能尽早调整，极易受到癌症等疾病的侵袭。

很显然，具有这几种心理特征和性格表现的女性，正是我们常说的"老好人"。这种"老好人"的好脾气性格使她们对任何事情都将各种不快和压力堆在自己心底，对大事小事都忍辱负重。毫无疑问，她们承受了很大的压力，而这种压力又反过来摧残了她们的免疫功能，增加了她们患癌的可能性。

我接触过这么一位女性患者：

她看上去很冷静、很有领导气场，开门见山地对我说："为什么偏偏是我生了癌？我是群众公认的好人！为什么会生癌……"原来，她是某报业集团的纪委书记，家境不好，插过队，下过乡，一生艰苦，自己非常努力，大学毕业后，一步一步做起，做到了纪委书记。在即将退休之时，因咳嗽发现得了肺癌，再一检查，还伴有乳腺癌。领导、家人和所有相识的人，都觉得太不好理解了，上天为什么对她这么不公平？她这么好的人，为什么会生癌？她可以说是丈夫眼中的好妻子，孩子眼中的好母亲，公婆眼中的好儿媳，同事眼中的好职员、好领导，亲朋好友眼中的好女人……素来生活习惯很健康，没有可疑的癌症家族史，可她竟然被同时发现患有两种癌症。

其实，诊疗中我深入了解了这位女性，就发现令其患癌的一些深层次自我因素：原来，她为了做个好妻子、好母亲、好儿媳，时时忍辱负重，即便受再大的气，也从不轻易发作，在单位里一团和气，即使出了什么事，也总是顾全大局，委屈自己，在亲友邻里间仍是如此，忍辱负重。她是个才女，先生是个农村插队时相识的大老粗，尽管性格明显不合，为了名声及生活的平静，她也刻意委屈自己，不乐意从不写在脸上。为了生活，她可以说硬是把自己缩在了"蜗牛壳"里。

然而，这种一味充当"老好人"的生活方式，最终却开启了她的祸端。

还有一个患者，她原来是一家科研院所的研究员，能力相当不错。她老公也是同单位的研究者，能力一般。由于无所事事，她老公先下了海，但几年下来，干得不怎么样，欠了很多债，老公就逼着她下海，夫妻俩一起干。因为她的能力比她老公强，公司很快有了起色，订单越来越多。订单越来越多后，老公就放弃公司事务，反正她能管得好，老公过自己的生活去了。

由于她生性认真，一丝不苟，且非常敬业，善解人意，公司越做越好。这时，她突然发现老公有了外遇。她开始纠结，按照以往的个性，她肯定和老公一刀两断，但由于公司里早期创业的核心员工都是和老公一起打拼过来的，如果她和老公决裂，这家企业也就彻底完了，她既于心不甘，又一时没法挣脱现状。就这样，默默地煎熬了两三年。有一天干活时，突然腰疼，一查，右肾生了癌！那时候，她万念俱灰，和老公大吵了一场后，做了手术，经朋友介绍来找我看病。

我帮她分析了起病原因，就是典型的“纠结”，加上个性特较真，这些因素肯定和她癌症发生有着某种内在的联系。她完全认可我的分析。

怎么办？好好地活下去最重要！这是我给她的第一建议，因此，需要振作精神，认真治疗。我也告诉她肾癌现在治疗效果很好，完全可以康复。第二，找老公认真谈一次，看看他态度怎样。第三，找核心团队坐下来讨论一番，看看企业下一步怎么办。她都照办了。老公也知错了，在她面前大哭一场，愿痛改前非（她受不了这口气，一年后还是离了），核心员工由于切身利益，且看到了事情的整个前因后果，一致表态，坚决跟着袁总（她姓袁）干下去。现在，八年多了，一切很好，她也从企业退下来，当了顾问，大家似乎也都忘却了这一场风波。

在临床中，我还发现，**许多性格非常温和、对别人的要求都说好、遇事喜欢默默承受的女性老好人，最容易得的疾病是乳腺癌，其次是肺癌、胃癌，还有卵巢癌等。而那些心直口快、性格率真，有脾气就发，有不满就说的女性，肺癌、胃癌则是较少发生在她们身上的。**

如果你是个有自我牺牲性格倾向的老好人，你一定要学会借助心身医学专家的指导，加强自我调适，培养自己正确的见解和不为外在环境所左右的定力；对自己应当付出的，要勇于奉献，对自己合理的权益，也要据理力争；将只是一味自我牺牲的“好人性格”，改变为明朗坚定的习性；有所为有所不为，必要时敢于说“不”，尤其是要善于及时表达和宣泄情感，尽可能快地把内心的郁闷释放出来。这样一来，你就能较好地消解潜在的致癌祸根，防范可能加剧“内乱”的诸多因素，筑起你有效防癌的免疫系统大坝，防患于未然。

在现实生活中，我们常常会发现，很多“好女人”尽管很优秀，但是她们常常成为很多癌症入侵的对象。而“坏女人”则恰恰相反，许多癌症都与她们绝缘。这种现象常常让我们感到很困惑，为什么会这样?其实，“好女人”容易得癌还真怪不了别人，主要还是由她们自己不健康的心理与行为等因素造成的。

可以把人比作一个容器，你所承受的各种压力，所付出的各种努力，都是在对这容器不断注入压力，任何容器都有一定的耐压阈值，只进不出，压力超过阈值,容器就会爆炸。那么，为什么“坏女人”不太容易生癌？因为她随时留着“通道”，借助多种途径，善于及时把各种压力释放了。为什么“好女人”容易被癌击中？因为她只是不断地往容器里注压，很少顾其后果。

也许女人学会哭哭笑笑之间释放压力，是最简便，最有效的！

女性情感细腻，更容易自我压抑而走不出来，怎么办？

在我看过的癌症患者中，也不乏忍气吞声型的女人，她们总是逆来顺受，经常过度克制自己，压抑自己的悲伤、愤怒、苦闷等情绪。应该说，在生活中，她们确实是人们眼中的“好女人”。但是她们也为自己的这种“好女人”的虚名付出了惨重的代价。

2005年，我接诊一位晚期鼻咽癌患者。她刚来时，情绪特别糟糕，说话声音嘶哑，已经出现吞咽困难。我对她进行全面了解后，得知她一贯非常认真、谨慎，工作兢兢业业，但前期生活不太顺利，且很内向，不太愿意表达、倾诉和宣泄自己的内心想法及情感，由于明显受挫折，因此，内心不太相信任何人。

我明确告诉她，要善于及时表达自己的内心想法，可以用各种方法，经常宣泄自己的情感。她听了进去，但刚开始时觉得不太习惯，可慢慢地，她的话多了起来，情绪开始有所放松。几个月下来，病情也有明显好转。这时，她常常滔滔不绝地愿意表达自己的想法，而且每每发出爽朗的笑声。

现在，她已经度过了7年的生存期。她在回顾7年的历程后说："我开始很灰心，一切都心灰意冷了，但逐渐地觉得自己能好起来，相信何教授能治好我的病，他治好过许多比我严重的患者。我知道听他的话没错，把他的话当'圣旨'，他让我怎么治，我就怎么治，他动员我参加什么活动，我就去参加，我在那里认识了许多朋友，心里的许多话可以跟这些朋友说，因此，总是说说唱唱、哭哭笑笑的，心胸也就开阔了，人也轻松了，一晃7年了，病也就慢慢地好了。"

其实，治疗癌症，通过医疗手段是一个重要方面，而非医疗手段的治疗，同样不可忽视。这位女性晚期鼻咽癌患者的基本康复，除了药物作用外，更重要的原因也许在于让她逐渐学会了从自我压抑及内心纠结中走出，善于及时表达自己的想法和宣泄自己的情感，从而有助于保持一个良好的心态。

我不久前复诊了一个厦门女患者，她原来是有一定作为的领导，本身又是高学历者，患的是肺癌，通过中西医结合治疗，当时她的肺癌控制得不错，已经稳定了一年半了，但是症状就是改善不了，表现为下午有低热等。她告诉我"内心像有一把火"似的，然后舌红红的、干干的，脉弦数。我给她分析，我说："你是内郁化火！你这人平时太压抑自我了，其实应该好好地发泄出来，发一通火也未尝不可！"

她先生在旁边不断地点头，说我分析得对！因为她原来是领导，在别人面前一直压抑自我，表现很庄重。我就给她一个很重要的建议，我说："你用各种方式都可以，哪怕到大自然里去哭一场，哪怕在家里摔摔东西！"

不久前，她又来复诊，告诉我现在她听从了我的意见，放下自己的身段，开始天天与他人混在一起，唱啊跳啊，并且愿意流露自己的真实情感。自那以后，几个月过去了，症状改善多了。当然，在这同时还配合了中医药等综合治疗。

人们应学会及时宣泄自己的情感，学会表露与表达，而不要做"闷葫芦"，这是心身医学所着重强调的。得了癌固然是人生的大不幸，但你千万不要因此一个劲地生闷气，要把积压在心头的"怨气"释放出来，要善于自得其乐，自找乐子，要会说，会哭，会笑，会及时宣泄，及时倾诉，及时从痛苦中走出来，解放自己，让自己快乐。

香港四大天王之一的刘德华先生曾唱过一首《男人哭吧不是罪》，不知唱出了多少男人的心声。其实，女人哭吧，更不是罪！

人们常说，笑比哭好，但不尽然，哭实际上也是一种情感宣泄方式，适当大哭有时也会有调整情绪，纠正心态，甚至于调节免疫之功能。

我曾接诊过一位南方女企业家，将近60岁了，事业上很成功，拥有自己的一个中型企业，员工有一千多人。体检中，发现罹患晚期肺癌，并已经多处转移。当时，当地的专科医院的顶级医生都建议她别治了，好好安排生活，寿限不过几个月，她不死心，因在上海有投资，便辗转找到了我。

初见此女企业家，她一脸严肃，不苟言笑，也未流露任何恐惧或惊慌之态。我一看是个内心颇为强大的人，暗自窃喜，因为这类人要么不康复，如能康复，效果一定很好，便好生安慰，加以中医药汤方，并配合靶向药物治疗。

她有点疑惑地问我，这些治疗方法有副作用吗？

我告诉她没有，唯一可能排便稍多，色黑秽臭，有些皮肤反应。

她又问我，多服有害吗？

我告诉她说，一般不会，但也不主张。这位女企业家求治心切，充满信心地回去了。

几个月后，她又来上海诊治。病情已经明显好转，已经没有了任何不适的感觉。所有指标的检查均提示：她的病情已得到有效控制。我不经意地说了一句"您安全了"，谁知一脸严肃、不苟言笑的她居然哇的一声哭了起来，许久才平静下来，弄得在场陪同的人均愕然，束手无策。

平静后，她一边擦着泪，一边不好意思地说："抱歉了！我太激动了。我整整郁闷了几个月，自确诊起，我天天在数日子，除何教授您，其他医生都说我还有三四个月，度日如年呀！这些天，我时时恍惚，而您却说我安全了，所以一下子眼泪就流了出来！"

看着她情绪的改善，我进一步建议她天天放声大笑或引吭高歌，她说她一个人笑不起来，新的歌又不会唱。我建议陪她来的女助手常常陪老板去唱唱卡拉OK，新歌唱不来，唱唱老歌也行。

自那以后，一次一次来复诊，她仿佛换了个人似的。她的助手告诉我："常陪老板到KTV唱歌，老板喜欢'潇洒走一回'，那种泪流满襟、动情感受让我们这些员工都感叹。有一回她唱着唱着，大哭起来，越唱越哭！越哭越唱！唱到后来她放声大哭以后，情绪就好多了！"能"潇洒走一回"便是她彻底释放了的征兆。

从此她开始拥有笑声和幽默，身体也日渐康复。

其实，这很正常！蒙受此类劫难，即便再克制、不苟言笑的女强人也难免内心十分痛苦，只不过很少流露罢了。而在心身医学看来，不太善于及时表达和宣泄情感，对心身健康极为不利，特别是像该女企业家这类情况，完全是种内心的痛苦煎熬，极不利于癌症的康复。

这类情况临床并不少见，而这类内心煎熬又非一般疏导所能释怀，必须大悲大喜，才能大彻大悟。而大哭一场，未尝不是极佳的宣泄方式。类似的案例我遇到过不少，很值得正在饱受病魔折磨中的你给予特别重视，或许，你能从中得到某种有益的启示，帮助自己尽早摆脱疾病的纠缠。

总之，有很多方式方法有助于把内心的郁闷宣泄出来，对此，首先要有这么一个自我认识——学会及时释放，特别是肿瘤患者，而其方式方法则是很多的。

“纠结”是最近几年常见的一个时髦词，与“囧”有所类似，又有不同。我们理解“囧”，是客观上难以取舍，纠结很可能只是一种习惯、脾气、秉性。之所以纠结，还是因为有选择的余地。比如一个女孩子，有两个男孩子对她有意思追求她，两个人都很出色，选哪个做男友可能就要想想了，拿不定主意就是纠结了。再比如，更简单点，有两件漂亮衣服可以选，一件便宜的样式不太满意，样式满意的又贵了点，选哪个呢？这又要纠结了！所以心理学上有个规律，选择越多越痛苦。这个痛苦就是“纠结”。

一般情况下，希望做得更好才会纠结。好学生、好员工，能考第一名，能评上先进的，如果落后了，落选了，肯定纠结，反倒是那种考试不一定及格，在单位里总处于后进的，平素不很惹人注意的，她们因为放弃了招惹或获胜的希望，爱谁谁了，所以，很少纠结。也就是说：越是“好女人”，值得纠结的事情就越多！

从某种意义上说，纠结也是癌症的缘起之一。我们经常感叹“某某一天到晚游手好闲，什么正经事都不做，身体却好得不行，什么毛病都没有，就那么赖活着……”，而“某某，多好强的人呀！那么努力，眼看就要熬出头了，结果得了癌”。“‘好女人’爱生癌”，这个事实，看似很不公平，但只是命运结果的不公平！从癌症的形成机制上，却是不能回避的事实，而且，医学上也解释得过去。

我们在前面讲到“囧女”时，提到了袁总因为夫妻婚变，纠结几年，引起了肾脏癌变。其实，类似的情况还真的不少，特别牵涉到夫妻关系时。我原来接触过很多台湾太太，她们的先生被外资派到大陆来管理，她们跟着到了上海。因为改革开放不久，台湾人的企业管理水平要比大陆高得多，其中，有一个台湾太太刚来了不久，她之前在台湾时是学家政的，在那边事业发展得不错，突闻老公在大陆有了“小三”，所以专门来陪伴（监督）老公。结果来了后，发现老公真的有“小三”，她很是纠结，因为她既爱老公，又不能容忍有“小三”。然后，她跟台湾同在上海的小姐妹们谈了这个问题，但她们也不能替她拿主意。跟老公谈，老公却矢口否认，即使抓住证据，老公也以工作为理由搪塞她。她不敢跟老公彻底翻脸，因为生活靠着老公，却又于心不甘。就这样，僵持了三五年。有一天洗澡时，突然乳头疼，一查，患了乳腺癌。这下子，她彻底地绝望了，此时，她的亲属和老公好好谈了一次。老公承认对不起老婆，真的痛改前非，断绝了和“小三”的关系，全力配合妻子治疗。最后，总算渡过了难关。

有一个事例让我深受触动：90年代初，台湾股市崩盘，我门下接受了一位台湾研究生（事后知道他是证券公司老板，因为股市崩盘，负债累累，来上海避债的。当时，他下定决心，远离商海，潜心医学，报效父母），他年岁长于我，初期学习刻苦，不久，有所松懈，听说还有了“小三”，搬出学校住，又开始经商，联系日渐减少。三四年后，他紧急找我，告诉我他要回台湾去，老婆生病了。原来，这几年他都没有回过台湾。大概几个月后，他电话告诉我，请我吃饭，并请我看看他夫人的病。原来，他夫人生的是乳腺癌。此后，他夫人一直在我处调理，恢复得很好。接触多了，夫人告诉我，先生离开台湾，一走就是4年，她早已风闻他找了“小三”，子女们天天催先生回台，先生就是拒绝。她那时候纠结啊，都是这个年龄了，还出这种事，她又鞭长莫及，所以，才生了这个病。她们学校（她是台湾某著名国中的高级教师）和她类似情况的有4位女老师，都是因为股票崩盘，老公或出走国外，或出走大陆，这两年先后都查出生了乳腺癌。我当时听了真的很震惊!

其实，所有的心理障碍中，“纠结”，左也不是，右也不是，进也不是，退也不是最伤人。它会导致诸多的综合反应（包括罹患恶性肿瘤）。因此，千万告诫女性姐妹，别长期处于严重的纠结状态，有纠结一定要尽快“解套”。

六 易焦虑者，常无意中与癌为伴

女性情绪不稳定，有些人表现为抑郁，有些人则表现为焦虑，或者说焦躁。有些地方俗话说是“鸡爪”，类似于鸡爪在胸前乱抓，也可以说是莫名其妙的烦躁，对很多东西忐忑不安，总是想掌控好，却总是掌控不了。

其实，焦虑的本质是对自己及世界缺乏信心。

某公司的女财务主管来找我看病。一坐下来，我就发现她的情绪不对，特紧张、焦虑、忐忑不安，且双手尽是湿漉漉的汗。她女儿告诉我，她妈平时也一直是这样的。她近年来生了两次癌，一次是甲状腺髓样癌，那是四十岁左右时，第二次，又发现了乳腺癌。我进行诊疗，发现她的性格很有特点：急躁，焦虑，情绪极不稳定，始终惶惑不安。她告诉我，她一直勤勤恳恳，工作出色，多次被评为劳模，想不到，命运却给了她几个癌，真的想不明白究竟是为什么，现在看了《癌症只是慢性病》后，总算明白了一些。

在细细问诊中，我还发现她患有肠易激惹综合征。她诉说老是肠胃不好，一紧张就拉肚子，哪怕接个电话，铃声一响，她就开始心慌、心跳，肚子开始剧痛，必上厕所。其实，这些症状都是情绪不稳定、极易紧张的典型表现，中医学称前者为“心悸怔忡”，后者为“痛泻”。她总觉得工作上会出现什么意外，时时忐忑不安，总觉得某件事情没做好，总感觉有什么恐怖事件要发生，是很典型的焦虑、焦躁反应。

临床上，像这种类型的人很多，有多种缘由进行解释：身体上植物神经系统不稳定型；心理上欲望太多，自我难以控制，及自我信心相对不足；社会上安全感欠缺，始终有危机感。

事后，她女儿透露说她妈妈这些年工作特别认真，因为在公司里比她能力强的多得是，她一直担心着，生怕哪一天领导把她撤了，所以做什么都小心谨慎，战战兢兢，担心出偏差。我完全理解她的境地，相信这种状态下，她的植物神经系统、内分泌及免疫系统都是高度紊乱，消化、代谢，以及睡眠等都会有问题，她反复生癌也是因为这些因素。因此，对于她的治疗，我给予的方法除了控制肿瘤外，努力兼顾焦虑的改善及控制。

2010年，我在广东看到一个同样兼有焦虑的案例，却有所不同，令人深思：

一位生得比较瘦小的女性，患了肺癌。当我给她号脉时，发现她也是焦躁倾向明显，问她什么职业——这是我的习惯，她说她是搞文化管理的。我顺口说：“文化管理其实是一份比较轻松的工作，你怎么会这么焦躁，且生了这个病的呢？”

她的老公在旁边说：“对啊！她的工作的确很轻松，但是她就是不满足，天天在想怎么多创造些财富，心思一刻不宁。这十多年间，她醉心于炒房产，一心想着如何让自己的财产增多，因为买了太多房产，所以天天算计，想尽各种办法还贷款，心里时时纠结，且天天与别人攀比……看似轻松的工作，却因为过多的追求而活得非常累……”

“现在家里房子是有好几套了，都空着，没有人住。房价跌了，贷款涨了，她天天愁怎么还贷。结果，贷款没有还完，却‘中奖’得了个肺癌……”

我不敢说她的肺癌跟这个有直接关系，但至少很多女性肺癌患者或缘于过度追求完美，或缘于过度操劳，过分累心，出现病变。至于她，原本就是偏于焦躁的性格，额外地加上这些压力与负担，更是时时焦躁不安，即使不被癌症盯上，也难免会出现其他健康问题的！

焦虑，是女性常见的心理状态，几乎所有女性都曾经历过焦虑状态，一般不至于严重威胁健康，至于这两位，应该说焦虑至少对她们癌症的发生、发展起着推波助澜的作用。而且，她们的焦虑状态不有效控制，癌症复发或转移概率是大大增加的。

如何解决？原因很多，对策也是多方面的——改善体质是一方面，药物调整（包括中西医药物）是又一方面，努力自我调整，降低或减少欲望值，学会淡定点地对待许多身外之事，也许是更为重要的另一方面。

最新调查显示：甲状腺癌已经成为北京市增长速度最快的恶性肿瘤。尤其需注意的是，女性甲状腺癌在恶性肿瘤发病序位中由过去的第10位飙升至第5位。

上海等地的情况也类似，该市女性甲状腺癌的发病率近年来逐年攀升，已从10年前的10位之后，攀升为女性恶性肿瘤的第6位，发病率增速居各种癌症之首。

甲状腺癌发病明显女性多于男性。10年间，男性甲状腺癌发病序位变化不大。女性甲状腺癌发病率由2001年的4.21/10万人，上升至2010年的13.63/10万人，增长223.8%，年平均增长14.6%，多么可怕！甲状腺癌还有一个特点就是发病年龄早，一般癌症五十岁前后为高发年龄，而甲状腺癌则要提前10~20年。年轻女性的发病率直线上升，而且，尤其集中在中小学教师、财务、审计等女性身上。

不仅仅甲状腺癌发病率直线飙升，而且，甲状腺结节更是普遍。城市里30~40岁的女性，一做B超检查，几乎80%以上有多个甲状腺结节，上述的中小学教师、财务工作者等中，则几近100%！

原因何在？除了碘的摄入因素外，就是因为女人更容易纠结加性急。

所谓纠结，在医学属于“慢性应激”范畴，指长期处于慢性的情绪紧张，不断要做出困难的抉择之中。性急，就是“急性子”。甲状腺是个内分泌器官，内分泌又和精神关系密切，所谓神经—内分泌，所以，纠结加性急的个性，甲状腺就成了心病者的一个靶子，最先被癌症击中了。

对于此病，中医学早就有过论述。本病在中医学中属于“瘿病”范畴。《济生方·瘿病论治》指出：“夫瘿瘤者，多由喜怒不节，忧思过度，而成斯疾焉。大抵人之气血，循环一身，常欲无滞留之患，调摄失宜，气凝血滞，为瘿为瘤。”《魏略》有“发愤生瘿”。“喜怒不节，忧思过度”及“发愤”，都属于纠结之意。关于本病的症状，各种中医学教科书都提到了“性急躁”“易怒”等，至于这是原因，还是生了病以后的症状表现，很难一句话说清楚，也许是互为因果吧。因为许多女性患者素来性子急躁，一向风风火火。**本病且具有明显的职业易患特征——中小学教师、财务人员、护士等尤其多见，这些职业都具有讲究工作节奏的特点。**

20世纪90年代末，有个姓黄的女孩来找我看病，最初几次都是她妈妈陪同，确诊为晚期甲状腺癌。她是从崇明到上海来读师范，毕业后刚刚工作几年，脖子病变粗大，做了手术，当时做手术不很彻底，因为当时根本没有怀疑是恶性的。十多年过去了，现在各方面都很好。我们后来聊的时候她告诉我：一方面她受她妈妈影响，性子一直急；另一方面她当时考试成绩完全可以进她所喜欢的文科，而不是师范，因为考虑家里条件，师范可免费，家里也并不是供不起，只是还有个弟弟，所以她很纠结。上了师范后，她又有点后悔。师范毕业后她当时有两个选择：一是留在学校，但是留校工资比较低；二是，她可以到一个区重点中学，对她来说待遇比较好。她又纠结了好久。然后，去了现在这个学校后，又为是搞教学第一线，还是等待提拔，纠结了很长时间……老是纠结的结果就是患上了甲状腺癌。

临床中，中小学教师患甲状腺癌的概率大大超过一般职业。我对这个问题一直深感不安，同时也做过些研究，因为现在的中小学教师面对的学生和以前的不一样，现在的学生自我独立意识强，绝不像以前那么听话，学生中，很可能有的有背景，而老师，身上又背负着沉重的升学压力，一个班里，只要有一两个捣蛋的学生，这个老师就要累死，如果这几个学生的父母亲还有点花样，那你就更麻烦……而且，甲状腺癌更容易侵犯那些长期担任班主任的老师，我们认为这就是纠结的恶果。

我有一个甲状腺癌局部有转移的患者，年龄和我差不多，是我的老患者，典型地体现出既纠结得很，又性急万分。90年代初，当时她在街道工作，牵涉到当时政策，刚40岁的女性要想从事领导工作，一定要获得高学历。她拼命地读书，每门都想读，因为年龄的关系，再加上从前的基础不好，一直没有读得很好。她一方面想抓住工作，一方面想静心学习，目的是希望保住职位的同时，还能够有上升的空间。1995年，发现脖子有硬块，一查竟然是甲状腺癌！她的性格天生爱纠结，任何事情，总是斟酌一番——这样好吗？那样好不好？天天在一些很琐屑的事情上烦心，比如，她需要使用优甲乐（甲状腺素片），当时她的药物控制效果已很不错，我给她建议用3/4片，就是差不多37.5微克，然后，她怕用量会不会太少了，那我请她加到1片（50微克），她又怕加多了。我当时就笑着和她说：“你啊！栽了跟头后还死不悔改，尽为些小事这么纠结。”当然，随着长期调养，现在已改善很多。她甲状腺癌转移已快20年了，退休后，尽管性格还有些纠结，但总体情况很好。

之所以纠结，一方面源自难以解脱的外界困境，比如，中小学教师面对一些调皮学生及高升学率；另一方面又与本人的选择有关，很可能是因为纠结者把世界，把自己的命运，把身边的一切事物都想象得（或者期待得）过分完美，难以达到，选择，便异化为纠结和拼命地加速度干活（性急）。因此，看清世界真正面貌，对任何事物别奢望太高，目标放低点，取舍简单些，选择顺意些，步子放慢些，事情看得长远些，也许难题也就不难了。

为什么情绪障碍的女性易生癌呢？这可用慢性应激理论做出一定的解释。

心身医学认为：**慢性应激是人类的健康大敌。人倘若始终处于慢性应激状态，可能就有健康威胁。**慢性应激源可以是各种慢性炎症——现已经明确，慢性炎症是致癌的重要因素之一，像慢性胃溃疡，易发展成胃癌；像肝的慢性炎症，是肝癌的元凶；鼻咽部的EB病毒感染，常导致鼻咽癌；宫颈癌患者则常常归因于人乳头状瘤病毒（HPV）感染，慢性感染也属于常见的慢性应激状态之一。

情绪长期不稳，同样使人处于慢性应激状态，且更为常见。国外有明确研究结论：情绪不稳所招致的慢性应激状态，其对健康的危害更大，且涉及多个层次与方面。今天临床常见的各种慢性病，从心脑血管疾病到代谢性疾病，从免疫系统疾病到早老性疾病，包括癌症，多少都有情绪性慢性应激状态的存在，其潜在地起着重要却易被人忽略的基础性的或“扳机”样的诱发作用。

古人云："七情，人之常性"。其实，情绪既是人的心身互动之产物，或曰伴随的反应，又是人的心身机能之间的平衡协调机制。众所周知，飞机、轮船等均有平衡装置，这些装置决定着飞机、轮船能否快速而又平稳地行驶。可见，此类平衡装置的存在，是至关重要的。人不可以没有情绪活动，但情绪反应亦不可过于强烈，或过于持久。否则，平衡装置就始终处于动荡不安的不稳定状态，就像飞机、轮船上的平衡装置如不稳定的话，那飞机就会颠簸厉害，轮船就会起伏不止，既无法平稳、顺利、高速行驶，而且，随时有可能发生意外（包括翻船或坠机）事件，轮船、飞机损耗也肯定加快。情绪的过激反应也一样：**既必然导致生活质量和体能体力的大大下降，也可以诱发多种疾病（包括癌症），并常常加速了机体的衰竭与死亡。**

"情绪"是个心身机能之间的平衡装置，情绪既是应对事件的反应，同时情绪又影响到生理过程，它是个中介环节。好的情绪，能够促使生理处于稳定；不好的情绪，会导致一连串的负面反应。所以，情绪在一定程度上是可以自我调控的，就像一架飞机飞行时肯定会遇到很多气流，轮船在水中行驶也会遭遇不同的水文条件，都会引起机舱或船舱的颠簸，都会需要平衡装置。好的平衡装置，会消解多数的颠簸，因此，平衡被控制在有限范围。人也一样，生活在现实社会中，总会有这样那样境遇，此类彼类的事件，酸甜苦辣的变故，内心强大（也就是平衡装置有效或自我调控能力佳）者，这些都可以通过情绪环节，加以消解平衡。因此调控情绪是一门学问，也是一种技巧，它在守住健康，防范疾病中具有重要作用。对此，我们将在最后一章进行探讨。

关于长期过激情绪波动何以导致癌症，还有很复杂的理论解释：因为持续地不稳定，整个内分泌必定失调，因此，如乳腺癌、卵巢癌的发病率

大大上扬；因持续的不稳定，代谢肯定失常，代谢失常后促成了肝癌、肠癌之类加快发生，也助长了乳腺癌、卵巢癌的出现。长期情绪不稳定，一定使免疫能力削弱，当事人平素可能总是病恹恹的，老是被病缠上，自我免疫修复、监视及清除能力失能，在这些综合作用下，往往招致女性在中年（四五十岁）期间出现很多健康问题，甚至患上癌症。

对这类“好女人”容易被癌盯上，人们最近又热衷于借助慢性应激理论来做出更好的解释。所谓“慢性应激”，就是始终处在繁忙的应对各种急性事件的过程中。打个比喻，一辆好车，行驶在狭窄、弯曲、人流众多又不守规则的路面时，只能不停地鸣笛、刹车、打方向盘、点油门，不仅司机疲惫不堪，而车也损耗得厉害，车祸随时可能发生！长期如此，这就很像慢性应激状态。

例如，女性过于克己，过于压抑自身情感，就会长期处于慢性紧张状态中，这种状态可能使当事人都已习惯，甚至让她改变她还会觉得不习惯，活得不自在。但这种习惯并不意味着不存在对身体的伤害，相反，就是在这种自己无所感知的紧张中，免疫系统开始“失职”了，失去了辨认体内异己，乃至杀灭体内异己的能力。对于林黛玉来说，之所以结核分枝杆菌唯独在她的身体里，而不在史湘云的身体里存留、繁殖致病，就因为林黛玉过分的细腻，细腻引发愁苦，使自身的免疫能力“缴械”了，甚至“自杀”了，大大咧咧的史湘云就没这个问题。对于陈晓旭来说也一样，她的聪慧、敏感、细腻，也使她长期处在慢性应激状态，不仅自我疲惫不堪，而且车损耗（身体虚损）得厉害，车祸（被癌盯上）随时可能发生。

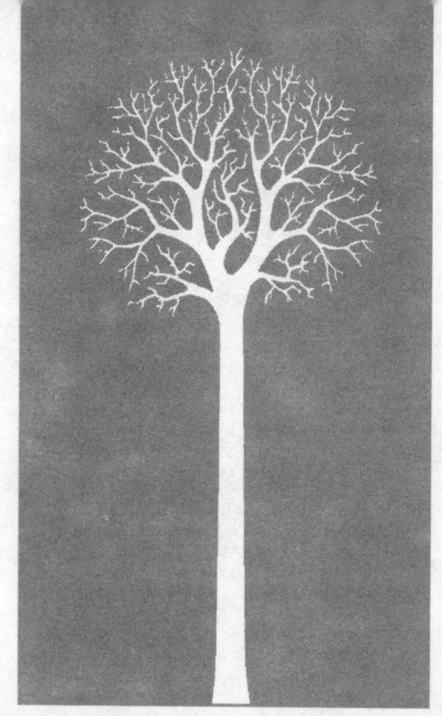

第五章　好女人的“惹癌”坏行为

有一句争议挺大的话：女人的子宫不生孩子就生肿瘤。虽然不是绝对正确，却有一定的道理。生活中，有多少的无意行为是危害健康的自虐行为？死要面子、盲目追求钱财、追赶时髦做丁克……还有太多坏行为，是女人生癌的直接元凶。

一 只认死理罹患大病，值得吗

谁都知道，走不出劣性心理刺激，最后受伤的一定是自己！然而，女性和男性不一样，相对来说，男性抗压及调整能力强一些，女性更重情感，对于劣性刺激的耐受及抗压性更差些，还很有可能持久发酵，难以消退，她们因此而发展成癌症的情况，并非罕见，岂不悲哉？

有个案例很值得一提：有个女性患者，五十多岁，患了结肠癌找我看病。应该说，结肠癌和个性及情绪关系不算很密切，但她是例外。

来看门诊的时候，她开场白就是："我知道我为什么会生这个病！我大便一直不好，一直有肠炎，但这都不是最重要的，最重要的是我的领导坑了我，几年后，我就生癌了……"我觉得她的话有其他含义，就问她怎么回事。她说，她和我年龄差不多，在研究机构工作，初期很有成效，她早在三十八九岁就应该像我一样提副教授或副研究员了（看来她已经研究过我的经历了），她当时成绩突出，但不会溜须拍马，只会直来直去提意见。当时，研究所的党委书记很不喜欢她，就是掐住她，不让提职称，能力不强但和领导关系好的反倒提上去了。她当时很生气，从那以后，天天上访，天天告。最后，领导被调走了，新领导还是不那么喜欢她，让她一直很郁闷，天天以泪洗面……十多年后，就被癌盯上了。我很关心地问她，你这些年在干吗？她说我一直在上访，一直在告……我说你这样做有意义吗？她说："他们为什么要欺负我？他们为什么要把我拽下去？"我就追问她："其实你从三十八九岁到五十多岁这段时间只为一件事情而活着，目标只有一个，你亏不亏？你最宝贵的一段时间就这样消磨掉了，最后，给你的结果却是癌症！"她说："那不对啊！他们怎么能够这样对待知识分子？"她的耿耿于怀让我真的很无语，这的确是块搞科研的料，人生定位却错了。

所以认死理绝非健康行为。我一直鼓励任何事情都要向前看，很多事情过去就过去了，千万不能沉迷于过去，我们暂且不来辨析对和错，这个世界，谁没有曲折坎坷，被暗箭中伤？如果就此耿耿于怀，不仅没法前进，而且很容易赔上健康。像她这样，十多年持续这种状态，不仅学术生涯完了，健康也没了。就像她自己说的："到现在既没课题，房子也分不上，什么都没了！他害了我一辈子！最后，还让我生了癌……"回过头来看，也许她说的都对，但她不应该首先自我检讨吗？只因为这一件事，用将近一辈子的时间要搞个明白，把一生都赔上去了，最后获得了这个东西（癌症），真的值得吗？

像她这样固执认死理的不多，但类似的情结在癌症女患者中大有存在！金元名医朱丹溪记录过一个案例：因与公公婆婆一起到亲属家赴宴，该女性上桌的座次失序了，坐错了，当场被婆婆指出，令其难堪。不久，她患了重病，嘴里总是说：奴奴不是，奴奴不是……几个月后死于癌症。

临床上，更多看见的是婆婆生了癌，数落说都是媳妇害的，或者媳妇有了肿瘤，天天怨恨是婆婆招致的，还常见数落先生的不是或者陈年的黄历。一位相当级别的领导干部，她八十多高龄的老母亲生了卵巢癌，邀我会诊，母亲在我面前数落着说，都是领导的父亲年轻时害的，她一辈子都记着……弄得该领导很尴尬，我也很不自在。

其实，数落、抱怨一点意义也没有。故告诫姐妹们，一定要设法从劣性情景刺激中走出来，千万别认死理，耿耿于怀，否则，将严重伤及自己。

二 坏行为与癌症之间

双面人格的悲剧

最近，一位我熟悉的外地女学者被确诊为肠癌晚期，听说情况已经比较糟糕了。由于工作关系，我们二三十年前就有所接触。表面她上是一个典型的“好女人”，实际上却是一个双面人。她以非常优秀的一面展现给公众——完全以他人的标准来约束自我生活，在公开场合从来没见她发过火，事业上很勤勉，日常行为很讲究，说话也很有分寸，每天早起锻炼身体。然而，内心却并非如此，脾气暴躁，私下常埋汰他人，哪怕是表面上的好朋友，经常在一些关键问题上给他人使坏，能力一般，却目标很高，一心想在职务上不断攀升。她基本如愿了，三十多岁当处长，四十多岁当副局长，等到她五十多岁，当上了一厅局级干部。

几年前，因为她比较光鲜，引人注目，一些朋友们在一起私下聊天时就说起她，多数认为她势头正旺，并一帆风顺，生活方式讲究，又注意锻炼身体，肯定很有前景。我当时就不以为然。朋友问我为什么，我说她这种性格，以双面人形式出现在公众面前，是对健康的祸害。最后，一语成谶，反倒让我挺内疚，而且我们一直认为肠癌患者的个性很不明显，她却是个例外，而且发现的时候已经是晚期。

其实，现实生活中，双面人还真的不少。历史上，拿破仑就是典型的双面人格，拿破仑有胃癌可疑史（至少，他兄弟姐妹中死于胃癌的好几位），沙皇亚历山大一世也被认为具有典型的双面人格。他们的死，都是说不清楚的事件。

今天，少数女性患者中也有类似个性者（男性中也不少），何以她们更容易被癌症盯上？实际上，双面人是很累的，内心一直很纠结，她需要长期巧妙地掩饰自己，戴着面具生活着，多数时间扭曲着自我的“真情性”，内心时时处于严重的应激状态，身体机能不断地“抗议”，只不过为了虚假的面子，她们大多不予理会罢了。因此，弦长期绷得紧紧的，就易崩断了！

死要面子活受罪

中国人最讲面子问题，丢面子是大忌讳。知识女性更是如此。我从医的经历中，因为女人太要面子，以致罹患癌症的人，绝非少数。真是应了一句老话：死要面子活受罪。

我熟识的女性中有多位属于此类“倒霉”者，有些我早先有过善意的提醒，可惜未能起效。特记录几例，以为警示：

某兄弟医学院校一位同龄的学术人才，专业上不错，但绝非顶尖，政治上亦努力争取上进，因此，总体上比较风顺，就是特别要面子，每年评比总希望自己是第一。由于结婚较早，婚姻状况很一般（其实夫妇关系不和，只是因为要面子，从不承认而已），子女也多，丈夫又收入有限，家庭开支有点捉襟见肘。但她仍然在各方面都刻意表现出优于他人的假象，平素，她各方面都善于自我压抑，其实，熟识的同人都知道她爱要面子的特点，有时候有意让着她。

有一次，有个海外学术交流的机会，表面上她无所谓，内心却觉得非她不可，自然是一场尔虞我诈的暗中恶斗，最后，她如愿以偿。出行前，一番慷慨激昂的表态，让很多人大发感慨。我得知后，颇有点深秋的雾里看花，看出了雾后的寒霜，托人转告她，身体第一，别过于折腾自己。别后，一直没有如期回国。初期几年间还有消息，后来，越来越少，只是得到些传闻而已。三五年后，传闻她国内的家搬了，又过几年，传闻她离异了，再一两年后，又听到了她罹患胃癌的消息，此后，就再也没有她的消息了。有一种猜测说她已经回国定居了，只是因为她太要面子，不想让同人们获悉她不太理想的现状而已。

施教授是“好女人”要面子的另外一种类型。她原先在上海某普通高校任一门通识课的教师，颇有才华，且十分努力，在全国相应的学术圈有点小影响。升了正教授后，嫌原先学校平台太小，在全国影响不够，花了九牛二虎之力，调进了某著名的211大学，本想放开手脚大干一番，可惜天不遂其意，刚刚拼命干了两三年，稍有起色，一纸卵巢癌晚期的检查报告，让她彻底晕了，痛哭了一场。

手术化疗后，她非常虚弱，找我诊疗，当时信誓旦旦：一定以命为本，调整生活方式，不再在乎他人议论，好好活着要紧！当时，陪同她来的另一位教授也劝告她：“你女儿还小（她是单亲家庭），学术是无底洞，悠着点吧！”

没想到，几个月后，她体能有所恢复，便把我们的劝告一股脑儿丢在脑后，故态复萌，中医药治疗也忽略了，心存侥幸地想，再干几年吧，别让新学校的同人们耻笑，故又天天念着论文、教学等。不久，癌症便复发了！这次，尽管她又信誓旦旦，并努力治疗，但命运没有再给她机会……在最后时刻，她痛哭流涕，承认是太要面子害了自己。

铤而走险者，威胁的不仅仅是自由

女性好胜心强，爱攀比，这是常见现象，本身无所谓好坏，但过了，或者铤而走险，那就危险了。一个尚未成为我的患者，已经被限制自由的案例就是教训，值得拿出来讨论。

大概半年前，我的一位癌症老患者，也是个经商者，向我预约一个门诊号，说他有一个合作者，是内蒙古鄂尔多斯的银行工作人员，患肺癌，想来上海看病，一时挂不上号，我满口答应，但约定的人却一直没能来。后来，代她约号的老患者碰到我，和我解释说，这位女士已经没法过来了，并告诉了我实情。

原来，她是银行搞信贷的小头头，那个城市在当时借贷成风，而且都是高利贷，收获丰厚。她原本已被上级看中，是准备提拔的备选干部。看着姐妹们都拿着积蓄去放贷，每年可获20%~30%的利润，她也眼红了。开始，她不敢违背银行规定，只是拿出自己的积蓄放贷，尝到甜头后，她越做越大，越贷越多，胆子也越来越大，最后，铤而走险，和人串通，将银行的钱拿出去放贷。没想到，正等着收钱的时候，行情变了，鄂尔多斯整体进入下通道，钱收不回来了。她这时已经非法贷出近百万的资金，另外的相关当事人逃跑了。她开始天天担心，近三年时间内时时提心吊胆，寝食不安，终于，因为剧烈咳嗽不止，2012年6月被查出患了肺癌。患了肺癌刚刚开始治疗时，纸还包住了“火”，事态尚未被揭穿。听说她朋友也是肺癌，康复得不错，就想到上海来找我，自己却一直没约成。约成不久，刚想成行，却东窗事发，她被限制了人身自由。

其实，攀比心态激发的过分的贪求，也是情绪剧烈波动的重要祸根之一，铤而走险更是如此。铤而走险也许短期会获得巨大利益，但伴随的很可能就是灾难。前面介绍的广东买房的女性，有点类似，但她毕竟还是合法范围内追求，代价已是够大的了。而本案女主角作为一位职场上很有前途的人士，却经不起诱惑，铤而走险，早期巨大获利的亢奋，失手后时时忐忑不安，焦躁万分，直接诱发了细胞癌变，并加速了癌症的发展，多不值得!

丁克女：时髦却违背自然

现代都市生活中，不少夫妻三十多岁还没有要孩子的打算。一些工薪家庭干脆不想要小孩，享受自由时尚的“丁克”生活。“丁克”是英文DINK（Double Income No Kids）的音译，意思是双方有收入却主动不要孩子。现在，西方还用Child-Free这个词汇，意思是主动放弃生育，而不是因为生理原因无法生育。

据一项调查显示：在北京、上海、广州、深圳、成都等大城市15~59岁的女性中，有不少女性认同结婚不生小孩的主张。而在中青年职业女性中，主张结婚不生小孩的更多。为什么呢？仔细观察和分析一下，就会发现，许多职业女性不敢生孩子最重要的原因，恐怕还是与工作繁忙，没有时间照顾孩子有关。在她们看来，与其让孩子生无所养，还不如不生孩子。当然，有的女性不愿意生孩子还与怕孕育、分娩过程有可能导致自己的体形改变，或者怕婚变等因素有关。

然而，很多妇科专家已经发现：**不生孩子的妇女易发生激素依赖性疾病，如子宫肌瘤、子宫内膜异位症，同时，不生孩子的妇女患乳腺癌、卵巢良性肿瘤及卵巢癌等的概率也明显地比生过孩子的妇女高出不少。**

古人云：不孝有三，无后为大。且不说古人的这种观点正确与否，单就生育这个支持人类千万年文明繁衍的自然行为而言，在今天俨然出现了新的问题。例子很多，在我医治的卵巢癌患者中有位姓孟的女士就是这样的职业女。她在上海结婚十多年，就是不愿要孩子，无论父母怎样催她，她都置若罔闻。

孟女士告诉我，她在外资企业上班，工作忙，压力大，根本没有时间考虑孩子问题。再说，一旦生了孩子，随着孩子慢慢长大，要操心的事就更多了，要是自己的一辈子就在为孩子操心中度过，实在太不值得了。她仍坚决地说起自己当初不要孩子，宁愿当“丁克族”的冠冕堂皇的理由。

可当我问她，有没有想过自己不要孩子很可能是她得卵巢癌的一大原因时，孟女士赶紧摇头说，从来也没想过。事实上，不仅她没想过，可能很多甘愿做“丁克族”的职场女性都没有想过这个问题。

多项医学证据已经表明：**妇女不生育，其卵巢癌的发病率明显高于有生育史的妇女，女性要是有一次完整的孕育过程，便能极大地增强防范卵巢癌、乳腺癌等妇科癌症的免疫力。**世界万物存在必有其功效，乳房就是用来哺乳的，如果不生育、不哺乳就等于违背了自然生理，所以没有哺乳史的女性，乳腺癌的发生率就高，卵巢也一样。

事实上，女性每一次排卵都会对卵巢造成不同程度的损伤，身体会产生新的细胞来修复受损部位，而新细胞在产生过程中很可能发生变异，出现癌变。而妊娠期间，卵巢通常会停止排卵；产后哺乳期间，卵巢也会在很长一段时间内不排卵。很显然，在女性生育的过程中，卵巢能得到暂时的休息。这样一来，就大大地减少了女性排卵对卵巢造成的伤害，从而降低了发生癌变的可能，所以生育几个孩子的母亲反倒很少有卵巢癌发生就是这个道理。

鉴于“丁克家庭”给女性健康埋下的隐患因素，在此，**特别提醒一下已经或正在考虑做“丁克族”的你，一定要做定期体检，特别是对那些始终没“派上用场”的器官，防患于未然，对自己的身体健康做到心中有数。**

修女与鳏寡者易生癌

19世纪中期，国外有一个很典型的研究——修道院的女性比一般家庭主妇更容易患上乳腺癌（而她们的宫颈癌发病率则大大低于家庭主妇）。国外修女，类似于中国不受宠幸的宫女。修女和宫女，以及单身女性、离婚者，包括没有生育的妇女，更容易生乳腺癌，这是已被研究肯定了的。

对于修女，中国人少有印象，宫女则在历史中记载不少。她们的生活并不光鲜，就像出身世族的唐朝著名诗人韦应物的《送宫人入道》诗中所言，宫女都是“舍宠求仙畏色衰，辞天素面立天墀，……从来宫女皆相妒，说著瑶台总泪垂”。所有宫女年轻时都颇有姿色，自负不低，却天天在相互嫉妒倾轧中度日，年岁稍长，又时时担心姿色日衰而失宠，且多数时间独守空房，她们除了内心时时煎熬外，只能是默默忍受，到了中年能做的就是遁入空门……凄惨孤独，他人不知。因此，患上恶性疾病的，不在少数。《名医类案》《续名医类案》中记载的宫女或出宫后的女子患病的很多，不少就是类似于乳腺癌、卵巢癌的表现。

长期与孤独为伴，是女性易于被癌症盯上的又一重要因素。

有社会学和心理学研究表明：相对于男性，女性更缺乏安全感，女性更喜欢结伴。所以，我们经常看到成群结队的女性，关系不一定很和谐，却会经常一起去商场、逛街之类，更喜欢在一起聊天。因为从内心她们更惧怕孤独，女性能独自沉浸下来的不多，这是女性的心理特点和个性特征使然。

临床观察发现：长期孤独的女性，容易抑郁（也许孤独导致抑郁，也可能抑郁导致孤独，心理和社会之间的因果关系很难厘清楚），与孤独为伴的同时，也往往容易被癌症盯上，包括肺癌、卵巢癌、乳腺癌、胃癌等。容易理解的是：缺乏安全感是社会学的表达。其实，在孤独的同时，她内心往往容易忧郁、伤感，并伴有某种恐惧，然后，只能用孤芳自赏来打发时间，孤芳自赏又加剧了恐惧，因此，时常会邀请女友结伴逛街购物，来消磨时光。

临床上，对于部分中年妇女患了乳腺癌，我还常常会侧面询问她的婚姻情况，特别是那些多次复发，没有男伴陪伴就诊，常是必问的主题。原因就在于了解心理状态，一定程度可以帮助分析其危险因素，有助于有的放矢地进行防范。

不洁行为：需加强注意

宫颈癌过去一直被看作是中老年女性的“专利”，发病年龄以40~50岁以上者居多。然而，近年来宫颈癌出现了日益年轻化趋势。据我国某大医院提供的数据表明：该院住院宫颈癌患者以26~35岁已婚女性最多见，年龄最小的仅15岁，比10年前的发病年龄提早了近10年。

有资料显示：20岁以前结婚或者发生过性行为的妇女，子宫颈癌的发病率为1.58%，21岁以后结婚或者发生性行为的妇女，子宫颈癌的发病率下降到0.37%，前者是后者的4倍。有人早在140年前就观察到，修道院的修女其子宫颈癌的发病率大大低于已婚的妇女。这从另一角度说明了子宫颈癌与性生活的关系：性生活开始年龄愈小、性伴侣愈多、性生活愈频，其发病率也愈高。

为什么会有这样的规律？一个原因是：精子进入阴道后，女性体内会产生一种精子抗体，这种抗体一般要在4个月左右方能消失，如果性伴侣多，性交过频，就会产生多种这样的抗体，反复作用下，易罹患宫颈癌。

另一个原因是：男性包皮垢中多种致病的细菌、病毒，尤其是致尖锐湿疣的人乳头瘤病毒，会过多地反复刺激女子的下生殖道及子宫颈上皮，导致子宫颈的慢性炎症，最终转化为子宫颈癌。

临床上，这类情况并不鲜见。只是因为特殊原因，有伤患者自尊，我们一般不会追根询问。比如，前不久，一位四川来的年轻女性，刚刚结婚就患了子宫颈癌，她面容不错，只是与实际年龄相比，明显憔悴。她妹妹说，姐姐在南方某城市打工多年，有了点积蓄，想到老家发展，才安顿下来，刚结婚，就生了这病。看着患者两个眼眶凹陷进去、眼周发黑，知道长期严重睡眠不足，她也不好意思正视我，我也无须多问，好生安慰安慰，鼓励其振作精神，勇敢面对。相信这位女性能够走出困境，开始全新的生活。

要说年轻子宫颈癌患者都与此有关，那是严重偏见。我们临床遇到过多例，在《癌症只是慢性病》中，我就记录过一例：有一位年轻女性，完全是因为过多食用补品（她吃的是富含雌激素的雪蛤），尚无性经历便被癌症盯上了。还有过多食用肯德基麦当劳等油炸高脂、高蛋白食品而患此癌的中学生、大学生。其机制已见前述。遗憾的是，这类年轻的患者却正在明显增多之中。

自虐的女人：危险!

中国传统文化不见得都是积极的。就像前面讨论的传统社会对女人的要求涉及牺牲女性自我，成全家人，嫁鸡随鸡，嫁狗随狗，对家庭和丈夫、子女责任感要强，鼓励做出全身心奉献等，表面上看，这对家庭及男性是不错的，但却每每促使许多女性过分牺牲自我，从而带来了诸多心身健康的问题。

我们发现，许多传统女性践行这些“宗旨”时，已经到了登峰造极的地步——我临床接待过许多子女，哭哭啼啼带着老妈前来就诊。就诊之初，兄弟姐妹往往会跪倒或特别直诚地哀求我无论如何救救他们的老母亲，他们会哭泣着说：“老母亲含辛茹苦一辈子，可以说呕心沥血，好不容易把我们兄弟姐妹拉扯大，该享享福了，却得了癌症，我们宁可以生命为代价，换回母亲的健康。”这类情况临床太常见了，特别是来自农村或边远地区的。身临其境时，我往往会在感叹中国母爱之伟大、母亲奉献精神之可贵、母子情深的同时，思考一个问题：这些母亲是不是奉献太多，自我克制太过，有点自虐倾向了？而且，很可能就是这种一辈子的自虐，长期的忍辱负重，亏待乃至盘剥自我身心，以哺育下一代，最终导致了她们心身长期“欠账”过多，身心耗竭，罹患此类痼疾的？这类母亲的确是伟大的，但却不值得提倡，因为它太不公平了，付出的代价太大了！

2011年重阳节前后，我门诊来了两位西装革履的年轻人，一脸凝重，一位先悄悄地与我打招呼，千叮咛，万嘱咐，拜托一定救救老母亲！临到看诊时，他们扶上一位瘦小老太，干瘪得很，老母亲才63岁，看上去却像有八十来岁。她确诊为患了胃癌，晚期，无法手术，如此身体，化疗根本不可能。兄弟俩千方百计地打听，千里迢迢，专程从河南安徽交界的农村，接母亲找我诊治。说着说着，兄弟俩竟然都泣不成声。原来，其父是公社小官员，“文革”后期，母亲嫁给了其父，没几年，父亲因冤屈死，母亲是异乡人，饱受屈辱，硬是凭着超人的毅力，把一个6岁、一个3岁的兄弟俩拉扯大了，分别上了大学，一个在京城大学任教，一个在当地师范大学任教。他们早想报答母亲，要接她到自己家里好好住着，母亲怕给他们的生活带来不便，执意不肯，一人住在农村，仍旧起早贪黑。当年，生活最苦时，母亲几天粒米不进，嘴边省下一口饭给他们；还坚持给人干活，讨点剩饭，多次晕倒。她的胃病，就是这样捱出来的。看着骨瘦如柴的老人，我完全认同儿子的说法，她的胃，也许早就折腾得一塌糊涂了，癌变是必然的结果！对此，除了油然萌生敬意外，更多的只是一丝惋惜与责怪："好女人"啊，你如此折腾自己，实在是代价太大，付出太多了。

另一类自虐则表现不同：我门诊有一位北京来的肺癌患者，是个女财务，已经治疗多年了，康复得不错，但是，其先生每一次都埋怨她太抠了，太自虐了，一点都想不开，不会享受生活。这次来，她感冒了，先生就嘀咕着说："这么冷的天，冬天北京取暖很好，她就是为了省小钱，将空调开得最低，冻出了感冒！什么事情都这样抠门，一分钱掰着两半用，天天这么算，多累心啊……"她的病，我猜想，多半也与她的"抠门"有关。

是否直接有关，我不敢断定，但这也属于自虐表现之一，如此活着，心累是肯定的，久而久之，对身体的伤害也是必然的！

三 女人过多进补，补不了健康

中国人好补，是出了名的。民间用补，起自汉唐。宋代名医张子和就曾批判过滥补风尚，讽刺说："患者明明因医生误补致毙，临死前他还感激医生，说'医师补我，何过之有？'"

好补之风在南方，物产丰盛的东南沿海尤甚，在癌症患者中，更是普遍。东南许多城市里经济条件稍好的癌症患者多多少少都在吃补药，更包括白领女性、职业女性，她们有钱，有健康的意识，平时又不能正常按时吃饭，总觉得工作累就该补，于是就想法花钱进补，过去是人参，现在是蛋白粉。

20世纪80年代末，我们的实验研究表明：给荷瘤老鼠灌人参煎浸膏后，生存期明显缩短，吃了"参汤"后，尽管这些小鼠的初期活力增加，体能有所改善，但很快进入衰竭期。江苏有临床观察表明：乳腺癌患者服用人参后，长期疗效与不用人参者相比较为差，与我们的研究结论相同。

何也？其实结论不难得出。多数情况下，人参可加强机体的新陈代谢，表现出饮食增加、体力增加、免疫力提高等，但是，人参除刺激机体正常组织细胞的代谢增强外，对异化了的癌细胞同样有着增强代谢之功。换句话说，在参类补药的刺激下，正常细胞和异常细胞的活力都被激发了，“好的坏的一起补”，其后果是可怕的。因为这时癌细胞的繁殖能力大大强于正常细胞，它的叠加效应和最后结果绝对是弊大于利的。所以，实验中荷瘤老鼠被灌了人参汤后，初期可表现出活力增加，体能改善，但很快就进入衰竭期，死得更快。

因此，除了高龄老年（或体质很弱的）患者，我们偶尔主张小剂量人参类补药适当补益一下。一般情况下，视人参等为“火上浇油”之剂，建议避而远之。要改善自身体质，不妨使用其他多种方法，比如说，可改用其他较温和的中医药，如黄芪、灵芝、沙参、太子参等，或者，药补不如食补，从调整饮食入手，会更好、更安全些。

近几年，食用蛋白粉似乎成了有钱又怕死的“好女人”的进补风尚，这是一大误区。

人体确实需要蛋白质，但这个需要是有限度的，不是越多越好。因为蛋白质不能在体内储存，过量了就要排泄出去，排泄时要累及肾脏，肾脏要增加工作量。我们知道，得了肾病或尿毒症的人，医生是限制蛋白质摄入量的，只可吃少量的优质蛋白，因为同样要经过肾脏排泄，得不偿失。

现在的蛋白粉商家，常自我吹嘘是优质蛋白，真的吗？完全不见得！即使是，就一定值得动用你的肾功能去消化它吗？未必！更何况，现在的人，特别是城市人，讲究生活的女人，蛋白质的摄入都是超标的，故吃蛋白粉是非常荒谬的事。什么人才适合吃呢？生活条件特别困难，吃了上顿没下顿，每天连一个鸡蛋也不能保证的偏远山区。所以，蛋白粉这类东西是“买得起的不用吃，应该吃的买不起”。对于癌症患者，这些更不是好东西！

有个姓胡的女患者，乳腺癌局部伤口溃疡求治，肿块呈菜花状，向外突起。试用外敷药加内服药后，大有改善。坏死组织成片脱落，伤口变小、结痂。

亲属来看她，送了几罐蛋白粉，因听了我的建议，起初不敢贸然服用。一段时间后，因感冒体质变差，胃口欠佳，经不住老伴相劝，食用一周蛋白粉后，体力稍增，胃口似好些，然而，每日挺注意伤口的她，突然发现原来已平整了的胸壁又长出了菜花样组织，且长势很快。她知道坏事了，立即停用。

加强中药调治后，肿块又渐见平整、缩小。可能因为担心蛋白粉保质期过了浪费，另一方面也听信他人之说，总认为进补是没坏处的，上次可能是偶然，她又大胆地再吃了几天，伤口即见变化，流脂水增多，组织隆起。到此时方相信蛋白粉补了身体也补了“癌细胞”，以后再也不敢食用了。

还有个乳腺癌患者，经放化疗后病情稳定，但就是一些指标总不正常，求治于我。我发现她虽然经历了放化疗，但皮肤特别细腻，一问才知道，她家里到处都堆着蛋白粉，都是人家送的，天天食用。元凶就是蛋白粉。

的确，理论上蛋白粉是合成雌激素的前体，直白地说是合成雌激素的原料。为什么早先欧美女性乳腺癌发病率奇高？就是因为她们的蛋白粉摄入过量。现在西方已经有所醒悟了，我们却开始盲从。

当下，我们总说孩子性早熟和环境有关系，但更多的问题还是在于我们的饮食。过去一周吃一两次肉已经很奢侈了，现在天天吃肉。肉饱含蛋白质，蛋白质又是合成雌激素的前体，制作雌激素的“原料”。“原料”丰富了，雌激素过量就成必然结果。曾经有个男孩子因为个子太矮去看病，医生一问病史，原来他家是开养鸡场的，他每天都食用大量的鸡肉。

开养鸡场的人，不会给自己孩子吃那些喂了激素的鸡，为什么还是性早熟了呢？因为散养的鸡肉吃得太多，鸡肉含有大量蛋白质，合成雌激素的前体多了，发育自然趋于女性化。

我们还有一位女患者，是武警出身，四十五岁上下，官至某武警学校副校长，面容姣好，患了乳腺癌。找我第一句话就是“我知道我的病怎么得的”。原来，她年轻时貌美，被招进文工团，转到学校后从事行政管理。因为怕美貌不再，咨询一位海归博士守住美貌之秘诀。海归博士给她支招：多吃雌激素片。吃了几年听说此药片危险，改吃富含雌激素的蛋白类食物，结果，几年后乳腺癌找了上来。她诉说的时候，那种懊恼和悔恨，尽写在了脸上。

现在城市里还有谁会营养不良？相反，多见城市男性女性都是因为营养过剩而被癌症盯上，大多患的是“富贵癌”，即营养过剩所致。过量摄入蛋白质为癌细胞的快速繁殖，源源不断地输送了营养，两者相取，孰重孰轻，孰危害为大？自是昭然若揭。

都市女性经常上夜班，即便不上夜班，晚上11点前睡觉也不是人人都做得到的，这种黑白颠倒的生活其实对于女性危害是很大的。于娟自我总结的患癌危险中，日夜颠倒就是重要因素之一。

据专家统计：经常上夜班的女性，患癌症的概率约是日班（且作息规律的）女性的1.5倍；且上夜班次数越多，患癌症风险越大。美国近期公布的资料表明：三班倒的女性，乳腺癌的发病率要比作息时间有规律的妇女高出1.3倍。

患者中有一位金女士，她接受我的治疗时，首先向我讲述了她得癌过程。她说，她是学新闻出身，因为工作努力，很有成绩，四年前被提拔做了日报的夜间主编，每天晚上要负责审稿、发稿。由此，她不得不长期上夜班，过着黑白颠倒的生活。辛苦倒也罢了，审稿、发稿关系事大，一字之差，往往就是重大事故，故天天让她倍感煎熬。每天一到晚上，她就会莫名其妙地出现高度紧张的情绪。而且，尽管白昼休息条件很好，但老是失眠。更为糟糕的是，刚刚41岁的她，最近被查出得了乳腺癌。同事们原来是羡慕她，现在则是怜悯。

为什么会出现这种可怕的现象呢？有些机制人们已有所了解：夜间值班期间常常是灯火通明，而太过明亮的灯光，会使女性体内产生褪黑激素的自然周期发生明显改变。正常情况下，褪黑激素是在天黑之后，人入睡时分泌的，显然，夜间的灯光减少了人体褪黑激素的分泌。而对女性来说，这将增加体内雌激素的产生，雌激素的增加与患乳腺癌乃至其他妇科肿瘤都有着较为直接的关系。那些日夜颠倒的人们之所以癌症高发，雌激素过度分泌是原因之一。

几十年前，电的普遍使用不能保证，电视还不普及，那时候人们的作息更多地依照太阳的升起和降落。没有可娱乐之事，确保按时睡眠不难。这种跟着太阳转，看似落后的生活方式，其实是最健康的。中医学就强调了“天人合一”“天人相应”，人的生物节律和自然界变化规律是相呼应的，所谓“顺应自然”就是按照自然规律来生活。《黄帝内经》对起床和入睡有个总则——“必待日光”，强调要按照太阳的起落为准。

北京天安门广场的升旗时间是按照太阳升落为参照的，日出升旗，日落降旗，这符合中国哲学，更符合中医原理。因为太阳的升降是自然界规律，人体内阳气的昼夜波动基本与其一致（稍有滞后），太阳起升，阳气初生，此时，人才开始活动。而黑白颠倒的生活，其实就在不断地干扰体内阳气的功能，使其有序的昼夜波动规律无法建立，从而始终处在不稳定状态，自然容易出偏差。

因此，作为职场女性，要尽量避免黑白颠倒的生活。如实在无法避免，则可采取一些方法来为自己撑起“保护伞”，关键是保证自己拥有充足的睡眠。很多懂养生的人，就算夜里值班，也会争取在子夜时分（半夜12点）稍微眯上一会儿，因为中医学很讲究“子午觉”。子是夜半11点至凌晨1点，午是中午11点至下午1点，这两个时间节点，犹如生命的两个重要驿站。再忙碌的生活，在这两个节点上，也要稍微停顿一下，歇一歇，加加油，稍微眯一会儿，这对黑白颠倒的生活大有裨益。而且，在睡眠时，尽可能创造出一种宁静、黑暗的环境，把窗帘拉上，模拟黑夜效果，使体内的褪黑激素的分泌尽可能趋于正常，而不是彻底打乱。

四 细胞癌变的“钟摆”效应及双重机制

中医学认为：人的喜怒哀乐等“七情六欲”过度，都会对身体健康产生负面影响，若长期持续，则会招惹许多疾病（包括癌症）。中医理论解释说：持续的喜怒哀乐、起居失常，可导致气机失调，肝郁气滞，气滞日久，则瘀血内凝，而发为癥瘕癌肿，故素有“百病皆生于气”“万病皆源于心”的总结性论述。

其实，现代认识也一样，既有“1/3癌症长在心上”之说，也存在着“80%的癌症系生活方式不良所致”的世界卫生组织定论。本章所叙述的都表现为过于偏激或违背自然规律的行为方式，属于典型的生活方式不良，它们致癌的机制复杂，总体上都是促使生命长期在欠规律的状态下运行（类似于中医说的“气机失调”），大大增加了个体生存的内外压力及压力下细胞变异发生的概率。与此同时，自我对变异细胞的修复能力下降，无声无息中，变异的癌细胞一步步地发展成了癌肿，出现了症状，往往到了此时，当事人才幡然醒悟：啊！怎么了？我怎么会被癌盯上呢？这怎么可能呢？

从癌症的生物动力学研究来看：癌症的确多数起源于基因突变。在人体细胞中存在着各种基因，包括科学家所称的“原癌基因”和“抑癌基因”。原癌基因可以是（或者说通常情况下是）正常基因，一般情况下，它圆满地完成着细胞复制必不可少的各种蛋白质编码任务，但在一定条件下，它又可以转变为致癌基因，当它一旦转变成致癌基因，就可编码出异常蛋白质，或生成一些在数量上或时间上都不适宜的蛋白质（就是说不按照原来程序复制了，或者说，这些蛋白质所组成的细胞有些“变异”了）。当细胞中这种变异达到一定程度，或发生多个遗传性质改变时，可能就是细胞恶变（癌变）了，而这类恶变癌细胞没有被人体内原本存在的免疫监视机制及时发现并有效清除（这就是通常说的免疫机制），相反，体内癌变细胞却不断拼命复制（专业说法是“增殖”），且增殖到达一定数量时，就产生了肿块，临床常会出现一些症状，人们所说的癌症就这样发生了。

上述癌变过程存在着两大重要环节（双重机制）：一是原癌基因的失常（通常说“表达异常”），以至于不按原来程序，编码出了异常蛋白质；二是免疫监视机制失常，或者失能，不能有效清除癌变细胞，让其不受限制地增殖。

研究表明：上述过于偏激的个性或违背自然的行为方式，都潜在地大大增强个体及细胞的生存压力，促使其不断在压力下进行调整，以期能适应。这种重压下的调整，每每表现为“钟摆”样效应——或往左，或往右，往左也许是更强壮，往右可能是出现偏差。故进化与癌变又可以看作是同一压力事件的“孪生兄弟”，一定程度就看谁的运气好了。而持续在高压下生存，就不能指望老有好的运气。因此上述个性行为者更容易出现原癌基因“表达异常”，“钟摆”往右偏差的概率更高。研究又证实：

持续处于上述偏激个性或行为中，久而久之，个体的免疫监视机制每每失能，不能有效清除癌变细胞。在两重机制作用下，她们易于生癌，就是顺理成章之事了。

通常所说的忧愁、恐惧等消极情绪及持续的生存压力，会使人的整体的功能失去平衡，造成诸多功能紊乱和免疫功能降低，甚至启动致癌基因，促成癌症发生。其实，这是可以用科学理论解释的，其深层次机制大致就在于此。

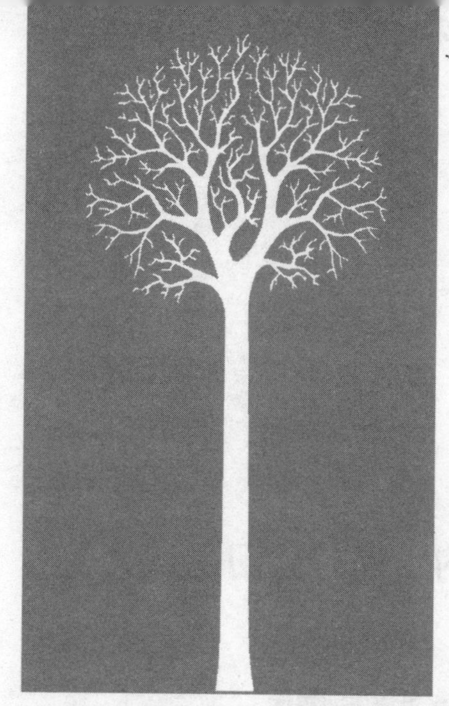

第六章　这些家庭主妇怎么了

临床上，以家庭主妇癌症患者为调查对象，有80%属于那些急躁易怒，动不动就发火的人。对于家庭主妇来说，也许这与社会接触面相对较窄，疏通发泄渠道较少有关。

一 好主妇的生癌“恶习”

劳碌命：琐屑家事压出的恶疾

历史上，劳郁成疾好像就是中国主妇型的“好女人”的宿命。

我曾细读清朝名医叶桂的医案，发现他所诊疗的家庭主妇中，很多疾病就是责之于操持太过，积劳积郁。我们在诊治中也发现中老年家庭主妇因操持劳累，积劳积郁致癌症者不少，而且，往往主要为家务琐事所劳累及折磨。这种状态就是俗语常称的“劳碌病”。

这显然源于男女社会角色之异，以及社会观念和社会价值取向的不同。

女子“主内”是自古至今的定见，因此，操持家务成了已婚妇女的责任。婚姻之于男女，一直有着不同的意义，男人在社会上是一个独立而完整的个体，被认为是个生产者，男人的生存因他为团体工作而名正言顺。而已婚女子，即使是个职业女性，也逃脱不了被社会认定首先是个生殖工具，其次是理家帮手。

家务虽没有体力劳动那般繁重，却无休无止，除了滋生郁闷外，并无积极的“精神回馈”。诸如擦亮炉灶，洗涤衣服，抹擀桌椅等，并不能使妇女从中获得满足，且无法因此改变家境，即便无休无止地忙着，也不可能战胜污垢和杂乱。打扫干净了，不多时，干净的又脏了，反复再三，使主妇们在这种几乎原地踏步而无休止的劳作中心力交瘁！做不完的家务使她们逃脱不了情性“内囿”的特点，也不能体现出自己独特的个性和自我价值，这些明显带有“否定”性的杂务，促使主妇们在劳累的同时，郁闷难释，极易积劳积郁……随着她们进入中老年，子女们又纷纷自立门户，自己又过了更年期，一切似乎就要失去了，因此，持续心身疲惫的结局，很可能发展成被癌症缠上的病态。

临床观察表明：特别是那些一心想成为好妻子、好母亲、好女人的主妇们，更容易出现这类情况。她们始终围着无穷无尽的家庭琐碎事茫然地忙碌着，忘却了自己的存在，甚至忘却了自己其他方面的生存价值，只是一味地对周遭的东西无休止地埋怨着！因为这些东西在不断地制造着垃圾，破坏干净整洁。

更严重者，有些主妇可因无休止、无积极回报的家务而被逼虐得濒于歇斯底里的边缘，发展到焦虑不安，厌世厌生的严重心理病态，也可演进为身体虚损等。叶桂认为患虚损的妇女许多就是因为操持家务，郁劳日久发展而成的。

有一位江苏靖江农村的女患者，五十刚刚出头，由老公与孩子陪来求助，她虽然年纪不算很大，癌龄却已经不短，四十多岁时，患了乳腺癌，折腾了几年，刚刚稳定下来，去年因为咳嗽、胸痛，一查，患了肺癌，而且是原发的。我好奇于她的癌症发病史：原来，她初中毕业，婚后一直是家庭主妇，老公比较能干，二十多年前家里办了一个小的加工企业，很快发展起来。她在家，操持家务，洗洗涮涮，虽不算是兢兢业业，却是一位常焦躁、爱纠结、无事自寻烦恼类的主妇。初期家境不良，她忙里忙外的同时，天天担心柴米油盐；有了钱，多数时间一人在家，又开始担心老公会不会在外面有“小三”，时时不放心。这种情况保持了几年，先是被乳腺癌缠上，全家齐动员，帮助她渡过了难关。她又开始担心自己因乳腺切了，老公会不会嫌弃，天天缠着老公，又牵挂儿子会不会学坏，能不能接班，时时叮咛儿子，始终在烦恼之中度日如年。就这样，她又被肺癌缠上了。在求治过程中，她依旧忐忑不安，怀疑家里没人，会不会出事……很显然，家庭主妇“职业”的长期折磨，已经使她成了一位典型的焦虑症患者，且近乎癔症状态了！这些，不能说与她先后两次被癌症缠上没有瓜葛。

对于她，诊疗时除了针对性的中西医措施外，我还建议她配合抗焦虑治疗，同时，接受心理疏导，因为心因在她的发病过程中起到的作用不可小觑！

好操控家事者，更易出问题

临床还观察到许多家庭主妇患了癌症，尽管她们并没有多少工作竞争压力，却有着一些类似的东西。比如说，前不久，我一连串看好了几位六十岁上下的家庭主妇，生的都是乳腺癌，子女在旁边陪着她们，看上去，子女都很孝顺。一仔细观察，发现这些家庭主妇都有非常鲜明的性格特征，简单说就是不仅仅爱管事、喜操劳、性急、脾气急躁，而且，操纵、控制欲特别强，或者说，她们什么都想管，什么都不放心，并想立即就管好它。

为什么会滋生这种个性呢？我分析认为：她们长期处于社会活动圈外，活动范围只是几尺灶台和有限的屋内，过于狭小的生活空间与家人在外宽阔的活动场所形成了巨大的反差，使她们潜意识里滋生了严重的恐惧及不安全感。而且，天天围着灶台转，忙忙碌碌，一日三餐，时时打扫，并无多少正性的社会回报，其他家人日日在外赚钱又使她们潜意识里产生愧疚感。不安全、忙碌而无回报，再加上愧疚感，造就了她们极强的操纵欲、控制欲、回报欲（管得更多、更好）和急躁情绪等，且日益异化为一种持续的行为特征及内源性压力，让自己始终处在慢性应激状态，促使神经-内分泌-免疫轴长期紊乱，久而久之，助生了癌症。

其实，别看家庭主妇天天忙里忙外、打打扫扫，多数年长的主妇又特别爱干净，特别爱完美，希望天天打扫得干干净净（也许是为了回报家人在外的辛苦，也许是感到这样可以体现自我的成就），如此辛辛苦苦的打扫，常常得不到回报。一方面，回头一转，灰尘又来了；另一方面，家人回来后很少会表扬她的辛苦，再说，别看她只是做家务，其实很烦琐、很累人。没有成就感，缺乏正性回报，又有危机感，到了五六十岁，容颜彻底消退，所以造就她潜在挥之不去的郁闷和内在压力，转化为对她所能够控制的事物的强烈控制欲和急躁情绪。凡是患了癌症的家庭主妇（包括五十朝外的村姑），几乎百分之八九十都是这种性子急、爱管事、操控欲强、什么都看不上、什么都不放心、什么都想自己控制，然而事实上什么大事都管不了的人。

比如一个乳腺癌患者，六十开外的家庭主妇，已经做了外婆，随着生活条件的改善，子女已经雇用阿姨帮助处理家庭杂事，她新的任务就是看孩子，尽管简单，但她照样心急火燎。为什么呢？子女说：她特别爱干净，总想让自己很小的外孙子的衣服永远干干净净的。怎么可能呢？小男孩正是最淘气的时候，很快衣服就弄脏了，怎么办？外婆肯定看不下去的，就要换。换了新的之后怕再弄脏，就时时紧跟着外孙子，于是乎，在别人看来应该是含饴弄孙的惬意生活，被她过得比平时还累！这不，她只带了三年多的外孙，孩子还没有上学，她却被查出患了乳腺癌。找我看病时一脸的懊恼，抱怨不断，老是问我为什么。

我的解答："因为你自己的目标定错了，你的要求是错误的！如果你不要求自己淘气的外孙子时时刻刻都干干净净的，你怎么可能比上班还累呢？怎么可能着急上火？而我们所说的着急上火也是一种慢性应激，同样是伤身的，可以诱发癌症的。因此，别怪别人了，你自己也要检讨检讨。”

其实，癌症患者中这样的家庭主妇很多，她们经常抱怨自己的生活比平素别人上班还要辛苦，还要累。对此，如果不善于同时调整她们的这些认识及秉性，要想很好控制她们的病情，是颇为困难的！

老年主妇，学会“裸退”很重要

2012年底的某天，我在某地会诊，有个老患者，是家庭主妇，全身曾经患了多种毛病，如高血压、糖尿病等，6年前又被乳腺癌盯上了，癌症手术做完后，因为身体情况实在太差，所以，没有办法化放疗，用中医药调整，情况很快稳定，一直维持到当下。

她是我2007年的患者，这次来复诊，其他方面都很好，查体也大都正常，就是有点舌尖红，容易出汗等。已经是快80岁的人了，她见了我，就开始唉声叹气……号她脉，很紧、很速。然后，我问她：“你所有查体的，都很好，自我感觉也可以，为什么还要叹气呢？”她说：“我心里很不舒服，全身也不舒服……”我又问：“为什么？”她支支吾吾了半天，说她为孙子的婚姻事情担忧，天天茶饭不香。旁边的子女们都不敢作声。我当时心里就明白了一大半，这样的女性，虽然已是祖母了，快要有第四代了，但是在家里一直都是个女强人。正因为是女强人，家里大大小小事情都要她操劳，子女们插不上话，也正因为这种性格，表现出她典型的A型性格行为，导致了冠心病、高血压，落下了一身的病，现在精力好一点了，又开始管了。

我开始开导她了，半开玩笑半认真地说：“你这个家庭一把手，什么时候退啊？……”她说：“我不管不行啊！我不管他们就不管。就算管了，他们也管不好……”陪她来的子女相视而不吭声。我开玩笑地说：“胡锦涛总书记都彻底‘裸退’了，大家都赞扬他的高风亮节。你已经快80多了，还管这管那，还不应该退吗？你这么多病，也算高龄，还管得了这些事情吗？地球没你就真的不转了？”她说：“我真为了我的孙子在担心啊，快30岁了，就是不结婚。”我又说：“你的世界和你孙子的世界是一样的吗？他有他的世界，你管得了这些吗？”她说：“我天天管啊，我天天说，他们又不管，但我管了也没有用……”她朝旁边的子女们看了看。子女都一声不吭，看得出来都很怕她，也很孝顺她。

我说：“真的，和你说明白了，要学会退让，该退则要退，而且要‘裸退’。我今天告诉你，你一生落下这么多毛病，从心身医学角度来看，很大程度上就是因为你管得太多、操控欲太强，也可以说你劳碌命一辈子，也可以说你抓住权力不放。你不妨试试看，调整一下，你也活得好，大家也活得好。”这时候有个大胆点的女儿就说了：“妈，教授说得对，你管得最多……”我说：“向胡锦涛总书记学习，彻底退下来，让下面的新的总书记可以放手地干，你抓着权力，子女们不敢，第三代你还要管，管得了吗？”老太太支支吾吾地说：“这次我肯定听你了！我什么都不管了，看到大家高高兴兴就可以了。”

我最后送她三句话：糊涂点，放慢点，少管点，一定会快乐点，健康点，长寿些！而且，大家也都能幸福点。她欣然点头称好……

鉴于此，我奉劝很多主妇型的女性癌症患者，特别是大多有着家庭“一把手”的特点——抓住权力不肯放，管得太多，一管就管出问题来的家庭主妇们，不妨学学我们的总书记，做到“裸退”，自己去享受生活，去享受新的天地，也许，对你对家人都是一种超脱、快乐和幸福！

主妇生癌，急躁易怒也是祸根

家庭主妇中，有些人特别急躁，容易上火。这往往既与她们的性格相关，也与她们的社会接触面相对较窄，对许多事情较常人更为看重有关。而上了一定年龄的家庭主妇易上火愤怒，却绝非好事，很有可能酿成大祸！不看到事实，家庭主妇往往不会重视的。为此，我先讲个最新发生的例子：

2012年最后一个门诊结束时，助手告诉我一个消息，我常常引以为自豪的一个病例的患者，上海曲艺界某著名前辈之妻，一位标准的家庭主妇，意想不到地谢世了。

2005年末，75岁高龄的她，查出患了晚期左肺癌，在某著名医院手术失败（因为胸膜粘连、胸骨转移），又因为心脏问题，没法化疗、放疗，通过我的中医药（当时靶向并不流行，因此未考虑）治疗，控制得一直很好，享年82岁。每次来看门诊她都是乐呵呵的，想不到突然谢世。

而且，谢世的诱因令人唏嘘不已：她的学生以帮助检验她珍藏的金块是真是假，并帮助评估一下市值为名，骗走了她的一块金条，此后便消失人间，惹得她勃然大怒，更是悲伤，情绪勃发，急送医院不救，一命呜呼！惜哉！哀哉！痛哉！毕竟是医患交往日久，情深意长……

当然，我们要谴责不义之徒，相信此君后半辈子会在严重的自责与愧疚中煎熬度过，会受到应有的惩罚，不会有好的结局。

中老年人更需要时时自我提防。须知，大怒可一命呜呼！

这方面的教训比比皆是，我之前的《癌症只是慢性病》中记载的王老伯，胃癌康复多年，一切皆好，与邻居一场大吵，心窝下剧痛，送医院几天后去世。

新近，我一位已经康复9年的肝癌患者，因为张罗儿子结婚，装修房子，亲自上阵督查，我事先反复劝阻，只当耳边风，与施工人员争执多次，房子尚没有装修好，肝区隐隐作痛，医院一查，出问题了，后又与人大吵一场，呜呼哀哉。

其实，不仅仅家庭主妇类的癌症患者如此，一般人也同样。近日《星岛日报》报道称：朝鲜前领导人金正日2011年12月猝死的真正原因是死前听到“熙川水电站施工不善导致漏水现象严重”的报告，勃然大怒，大声呵斥“快点修理”后，怒火尚未平息，紧急前往慈江道当地视察，结果猝死。消息人士透露说：“在这种情况下又听到报告称原本相信的熙川水电站也出现质量问题，所以感到非常失望。”看来，是一连串的刺激，导致其勃然大怒，最终一命呜呼。

一国之首尚且如此，本身功能就比较脆弱的癌症患者，更是易碎如花瓶，易受刺激而败于一怒。即便是已经康复多年，仍应小心谨慎，学会自我控制才对。

还需要提出的是：**临床上，女性癌症患者中，包括家庭主妇，有80%属于那些急躁易怒，动不动就发火的人。对于家庭主妇来说，也许与其社会接触面相对较窄，疏通发泄渠道较少有关。不论何种理由，学会自我控制情绪是必要的！**

餐桌一扫光，残羹剩饭酿生癌

容易生结肠癌和乳腺癌的家庭主妇，还有一个特点，就是喜欢吃残羹剩饭。往往桌上残留的，不管多少，她统统扫荡完毕，装进肚里。尽管她们可能也知道这样不好，但还是会坚持这样做的。原因很多，也许，她们的健康意识差一些，或者残羹剩饭能够某种程度满足她们的某些欲望（美国有学者解释为什么黑人中年妇女肥胖的特别多，一个解释就是以残羹剩饭来满足口腹之欲及排遣心中郁闷），更可能的是，认为家人赚钱不容易，不舍得扔东西，这也许也应该从上述愧疚感等做出解释——家人在外赚钱很辛苦，能省就省吧！我不能帮你们赚钱，至少可以帮你们省钱。此外，相对于职业女性（特别是有文化层次的职业女性），家庭主妇通常对自我形象的重视程度远远不如前者，因此，更愿意放开肚子，一股脑儿扫荡精光。可见，是综合因素促成了这一嗜好，而这一嗜好又潜藏着危险。因为这些残羹剩饭中，不仅油脂过量，不卫生，而且，统统扫荡进肚，会造成代谢紊乱，久而久之，一定加剧某些癌变的进程。结肠癌和乳腺癌是她们最容易患的，这些癌症的发生、发展，代谢紊乱起着重要作用。

临床上，家庭主妇患了癌症，体形微胖，上了一定年龄（40岁以上）的，仔细问诊，可以说抓一个准一个，特别是那些结肠癌和乳腺癌患者，更是常见，一定是残羹剩饭的扫荡者，餐桌上不愿意留下东西的主妇！

二 从30岁到老年主妇，乳腺癌的“三段交响曲”

其实，作为一个人们不太愿意承认的事实是：似乎每个人都有可能在生命的某一阶段与癌症打交道。早在20世纪80年代，就有人对几百名80岁以上去世的老人做了尸体解剖，结果发现：这些人并不是死于癌症，但是这些人中间25%以上体内有明显的实体癌肿存在，但他们生前既没有相应的症状，癌症也没有成为他们最后毙命的原因。也就是说，在他们有生之年，一直在与癌症相安无事地相处着。

类似的情况比较常见，有国外学者对一般人的甲状腺组织进行深入的微观研究，居然发现17%的被研究者的甲状腺组织中，存在微小的癌性病灶！又如，丹麦研究人员用很细的基因探针，做了个实验，发现二十岁左右的女孩子乳腺组织很光洁，三十岁左右的女性有细胞蜕变（癌变）的占到了20%~30%，到40岁，这一比例超过40%~50%，50岁至60岁之间达到最高值，约在50%稍微高一点，然后开始逐步下降。其中，只有小部分人发展成乳腺癌症，大部分人癌变细胞自我稳定，有的甚至消失。这现象其实非常普遍，它说明一个事实：**任何人身体中原本都可能有癌变细胞的存在，是其他一些因素激发这些癌变细胞发展成了癌症！**

从女性最为普遍的乳腺癌说起：乳腺癌国外高发年龄段是50岁朝外的中高年龄段妇女，发达国家乳腺癌发病的中位年龄是58岁，也就是集中在58岁前后。但在中国，中位年龄整整提前了10年，为48岁。前面说到，深圳等快速发展的城市，甚至出现了30岁小高峰。因此，可以说，一旦进入性成熟期，女性就进入了乳腺癌的危险年龄段。然而，从30岁到老年主妇的女性大半生中，乳腺癌的发病特点却呈现出有趣的、与年龄相关的“三段交响曲”。

30岁前后，往往表现为“职场狂热女”易被侵袭。原因已见前述，主要是透支过度，耗竭殆尽，是拼命“拼”出来的。

40~50岁期间，更多的是类似“陈晓旭”类型的，情感细腻、多愁善感，情绪不稳者。或者通常说的“爱作（zuō）”的人，自我平衡装置失能，慢性应激所致者。

50~60岁以上者，则又多见操劳型、主妇型，性急、爱操控、劳碌命者，相对来说，她们的刺激强度较弱，故经年累月的刺激，才见乳腺受到伤害。

乳腺癌发病与年龄相关的“三段交响曲”，表明乳腺的病变本身即可能存在，各种生活境遇因素，特别是精神情绪因素，常常起着启动作用。

三 情绪波动，促使癌症复发转移的元凶

临床观察表明：不仅仅老年主妇，任何年龄段的女性，其癌症之复发、转移，包括多年稳定以后的复发、转移，常有情绪剧烈波动作为启动因子，起着“扳机”样的触发效应。对此，老年主妇只不过表现得更为明显而已。

我有一位90年代初的“B型淋巴细胞瘤”患者，找我时已是老年主妇，中西医结合，控制得相当不错。进入90年代末，她已经稳定六七年了，只用中医药，基本不用西药了，进入新的世纪，她连复诊都很少了。的确，她可以说临床痊愈了。2004年底，她突然再次来访，消瘦、疲惫、一脸病态，我当时很感吃惊。只见她呜咽着，不停哭泣，原来，四十多岁的儿子不久前因为车祸死于非命，她刚刚安顿好儿子后事，也知道自己危险，特来求助。我好生安慰，当时也暗暗惋惜，怕出意外。果真，安顿好儿子的后事没有多久，她自己摸到左锁骨上突兀地长出一个团块，且很快增大，第一时间就开始中西医配合，两三个月后已经不行了，与她儿子发生车祸相隔不到半年，她亦撒手人寰。

盛女士原本是上海人，20世纪80年代初去了香港，老公在

香港发展事业，她操持家务。90年代末她被确诊为晚期卵巢癌，透明细胞类型，当时因种种原因，没有进行化疗，CA-199指标一直不好，接受我的治疗三五年后非常稳定，我们成为很好的朋友。2007年一个香港长途，她告知我她复发了，我让她赶来上海诊治。她匆匆与先生一起赶来上海，人亦憔悴异常，经过好一番调整，总算又趋于稳定。事后得知，复发的直接原因是她唯一的儿子也是因为车祸意外死于东莞。

其实，**多数情况下，癌症的复发和精神打击有关**。我有个乳腺癌的老患者是1998年患上癌症的，她的老公原来是上海某局的局长大秘书，从1998年一直治疗到2005年，她越来越好。这期间，她老公也发展得很好，呼风唤雨。但是，随着老领导的退休，她老公也被打入冷宫，之后，她老公又被查出有点小问题，所以被免了职。老公一气之下，下海经商，那是2006年的事情。这位患者已经退休，本身是财务出身，老公就请她帮助自己打点刚刚创办的小公司的财务问题。该女士生性谨小慎微，她总认为自己乳腺癌已经七八年过去了，已经治愈了，然后，开始天天为老公的事情提心吊胆。2010年底，她突然出现骨疼，一查，乳腺癌晚期，骨转移，再仔细一查，肝内也有了病灶。这时，她与她老公都慌了。因为，在2004年之前，她是个按时来找我看病的好患者，5年以后，夫妇俩都麻痹了，总认为已经安全，所以松懈了，药也停用。这下又吓坏了，重新来找我。我把她先生狠狠批了一顿，说："你知道你老婆的性格很细腻，很胆小，你下海这四五年，她天天为你担惊受怕，你不觉得你应该对她的复发承担责任吗？"她老公诺诺地点着头，接受批评。

当然，现在她的病情控制得还算可以，但毕竟是一场巨大的灾难。

总之，根据临床观察，三五年后转移复发的，约80%以上有明确的精神刺激因素可以寻觅。因此，调控精神、安顿好心，对于女性患者来说，也许是终生性的康复要旨。

四 “同花顺”：癌症成因的综合解释

我们前面提到了很多因素可以致癌，许多理论都可以解释，然而，癌症发生的机制，不是上述因素单一的作用，也不是简单的堆积，而是典型的复杂系统的综合效应的结果。人们现代习惯于把它比作“沙堆效应”。

在具体阐述之前，我先讲一个案例：我有个患者，是做汽车配件的，1998年时，他的企业已经不错了。当年年底，他要去北京与老外谈个生意，已经约好，他是操劳型的，什么都管，且讲究效率，晚上的飞机，他在公司里张罗到差不多的时候才起身去机场，那天有点下雨，赶去机场的路上，他的车和别人撞了，于是下来帮着司机与别人理论，淋了点雨，因为有要事在身，很快处理了，也尽快赶到机场，可惜飞机已经飞走了。当时，他感到有点不舒服，因为淋雨了，就在机场宾馆住下了。第二天一早，头班飞机赶到北京，但非常遗憾，欧美的谈判代表已经走了。他很郁闷，回北京机场的路上，发现自己很不舒服，助手一看发烧了，赶快调头回北京住院急诊治疗。一查看，确诊为胆囊炎急性发作。他原来就有胆囊炎，但一直没有征兆，也没有发作过。他只好在北京住院治疗，整整治疗了半个月。这期间，他特别郁闷，订单丢了，又生了一场大病，人也瘦了，回到上海一看，企业也出了不少问题，原本里里外外都他自己操持着，因为半个月他没去，没人管，问题来了。等他把企业调整好，已经是一两个月以后的事了。两个多月后，他重新恢复了活力。又过了几个月，一天早晨起来，家人见他脸色发黄，出现黄疸，去医院一查，患了胆管癌。我很早就提醒他注意，叫他治疗治疗，控制好胆囊炎症。他以忙为理由，一直没当回事。事后，我与他分析他的案例，非常明确：他生癌就是个叠加效应，如果这场雨不淋，如果飞机能赶上，如果订单不丢，如果没有重感冒，也许，今天他的病还会停留在严重炎症状态，不至于发展到癌症状态。

他原本就有基础性的病变存在，表现为严重的胆囊炎症（可能还有局灶性的癌变），一连串的诱发因素加速了癌变发展进程。他原来的胆囊炎，只是慢性的炎症，虽部分细胞可能已癌变，但这部分癌变细胞和机体本身处在一种相安无事的状态。此时，可能机体自身的免疫识别/监控/清除能力还可以控制局面，限制这些癌变细胞的扩张及发展。是因为一连串的打击，暂时击溃了自身的免疫能力，并诱使癌变细胞的扩张及发展过程加快，几个月后，问题爆发了，临床出现症状。

我把上述过程简单形象地归纳为"同花顺"理论。打牌的都知道"同花顺"最大，凑成一把"同花顺"很不容易。其实，每个人身上都有健康的防癌机制，也都有易致癌的不健康因素，每个人的基因不可能完全正常，故基因很可能就是第一张"黑桃"；饮食上我们吃五谷，在今天环境中，肯定有很多毒素在体内积累了，再加上农药残留等，第二、第三张"黑桃"凑上了；凑够五张以上连号的牌就会生癌，到了一定年龄，任何人体内癌变细胞一定是有的，只不过平素这些癌变细胞是走走停停，"健康”者体内的癌变细胞多数处于休眠状态，或者被限制状态，有时，它甚至会倒回到原先的正常状态（也就是癌症自愈了），前面提到的许多因素或不良生活方式，只是不断地诱导它进入快速的增殖状态，不断地把后面几张“黑桃牌”凑上去。后面这些事件，真的成了“压死骆驼的最后一根稻草”，促成了癌症的生成。

大家知道，小孩子玩沙堆，堆到一定程度再加沙粒，也许最后只需要加上一粒沙，整个沙堆的结构就会紊乱，甚至会崩塌，这就叫“沙堆效应”。20世纪90年代，美国科学家巴克提出“自组织临界”理论，说得简单点，我们身体大部分现象不能用传统物理学定律来解释。传统物理学定律就是因果律——简单的、线性的：细菌侵犯，人被感染，生了某某炎症，这就是因果率。但癌症是复杂现象，复杂系统自已本身有相当稳定的机制，通常可自我调整，只是各种因素叠加到一定程度，它才会出现“突变”。因为系统中一部分会影响其他部分，就像多米诺骨牌效应。生活方式致癌就是这个特点，往往是多种因素叠加，你光喜欢吃肉不一定生肠癌，内蒙古人吃肉比我们大多数人吃得多，但他们的肠癌发病率并不高，所以，还需要其他因素叠加，这些，我把它称为“同花顺”效应。

“同花顺”理论告诉我们：

（1）生活方式致癌（也包括其他病）是多环节叠加，要注意叠加效应，我们讲养生要“管好嘴、迈开腿”，但还缺一些，如“安顿好心、优化生活方式”等。

（2）关键要预防“关键点”“临界点”，前面案例就是突然事件后诱发癌症加速度，很多患者都有这个特点。

（3）千万不要凑上最后一张牌。

（4）防范癌症（包括其他生活方式病）也需要用“同花顺”来压“同

花顺”。现在人们控制癌症的宝，常押在新药或中药上，都是有问题的。

那么，怎么杜绝把最后一张牌凑上去呢？这里，关键是要留意自身变化的蛛丝马迹。我接触了很多癌症患者，仔细研究他们的发病过程，发现癌症的“临界点”其实是有征兆的，出问题之前身体是会发信号的，就像最后一粒沙子没放上去之前，沙堆已经有松动现象了。现在媒体说的癌症十大征兆，其实都已是晚期的事了，**有的已出现转移了。身体变化的蛛丝马迹要及早注意，比如说最近感觉很累，以前没有，最近却觉得脚酸得很，莫名其妙出虚汗，等等，都可能是征兆**，这个时候你赶快放下手头的事情，注意休息，也许可以避免危机的发生。

还有，人们对健康的重要性都有认识，但多多少少都存在侥幸心理，这种侥幸心理表现在再喝一杯酒，再抽一支烟。沈殿霞大家都知道，她是胰腺癌患者，就是侥幸心理，贪吃大闸蟹，晚上吃的，当时没多久就被送进医院，再没出院。想想，就吃一次也许不会出问题，但是，健康没有也许！

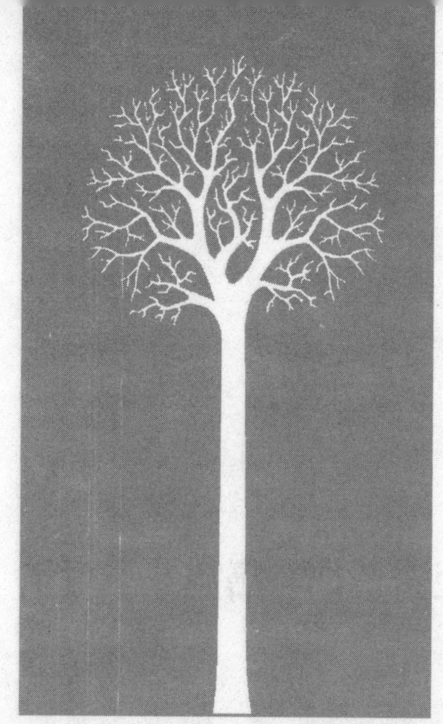

第七章　好女人的防癌大法

城市中的女性，应该学会在适当的时候踩刹车：减慢生活，减法生活。你如果能够做到这一点，你就可以很好地储存明天。

一 西哈努克告诉你：癌症并不可怕

相信四五十岁以上的中国人对西哈努克都不陌生，他是柬埔寨的太皇，去年在北京逝世，终年90岁。

西哈努克的一生，有传奇而悲剧的色彩。他于1953年领导柬埔寨取得独立，结束法国长达九十多年的殖民统治，从而享誉东南亚。但20世纪70年代起，他又几经坎坷，被废黜，又东山再起，又失势……20世纪70年代后，他多数时间生活在中国。

在生命的最后20年，多才多艺的他，饱受癌症、高血压及糖尿病等的困扰，但他曾击退三个独立的癌症及多次复发转移，成为新的传奇。

1993年9月，在沉寂二十多年后，他重新出任柬埔寨国王，但一个月后，71岁的西哈努克在北京被确诊患了恶性淋巴瘤。对他这次患癌，我有个解释：在此前的20年间，因为柬埔寨政局动乱，他一直寄人篱下，又一心想重整山河，诡秘不测的局势，使他长期处于严重的慢性应激状态，埋下了癌变根基，一旦时局稳定，他得以复出，突然释怀，内在机能的张力突然松弛，症状便明显显现，病情得以加速发展。就像很多人忙时身体“康健”，退休一两年百病丛生一样，也像很多人，工作时不觉得累，长假一休息就感到浑身特别累一样。

尤其是恶性淋巴瘤，完全与长期过度疲乏有关。

作为一位老人，他同时被确诊还患有前列腺癌。多才多艺的西哈努克，对癌症表现得很坦然，经过精心治疗，他的身体恢复得很快。

几年后，为了王位，儿子与他闹得沸沸扬扬，不可开交。几经折腾，总算有了结果，2004年10月，西哈努克宣布“因健康原因”退位，其子出任新国王。

退位后不久，2005年初，西哈努克11年前治愈的淋巴瘤再度复发，前列腺癌则扩散到胃部。2008年12月，中国医生又发现他患上了新的癌症。

2009年6月22日，西哈努克在其个人网站上公布亲笔信，宣布第三次治愈癌症。他在亲笔信中告诉公众，他第三次的癌症“完全消失了”。

作为一个年轻时在法国度过，接受法国教育、与法国保持良好关系，夫人又有法国血统的王室人士，第一次发现癌症时，法国政府就邀请他到法国去治疗，但他婉言谢绝了，坚持留在中国治疗，并且，他的治疗过程中，中医药运用得很多。他患的三个癌症，又是转移，又是复发，却活到90岁，患癌后，又活了整整20年。

2009年10月，他在个人网站上写道：“考虑到长辈们活不过70岁，冗长的寿命于我而言是不能承受之重。”他的王室家族血统并不长寿，他的祖上都没有活过70岁。故当他71岁时得知自己患了癌症，有点不以为然，并无悲哀恐惧情绪，也因此才能战胜癌症，而且活得更长寿。

西哈努克的故事有三点重要提示：

（1）患了癌症并不可怕。就像他的三个原发癌及多次转移复发，都让他击溃了；

（2）作为国际政治著名人物，他每次患癌，似乎都有心因可寻，政局的诡秘不测，家庭内讧纠结，或多或少促成了他癌症的发生或复发；

（3）他的康复，很大程度得益于他坦然的心态。

也许，人们会说，他是政治人物，资源丰富，容易康复。其实，我熟识的女性中，类似西哈努克的并不少。我在电脑上敲这段文字时，正在江城武汉，望着窗外宁静的江水，一位受尊重而非常熟识的癌症老人浮入我的脑海——武汉刘老师，1927年出生，四十多岁时，在武汉新华医院任党委书记时，确诊为乳腺癌，后又患了肠癌，有过转移，现已87岁，仍精神抖擞，经常为抗癌事业奔走呼吁。

我的一个老患者，93岁高龄患了肠癌，没有手术、化放疗，用中医药几年，现在已经105岁了。她的目标是超过宋美龄。

因此，癌症并不可怕，我们之所以列举西哈努克，是因为他知名度更高。

当然，不可怕是针对患了癌以后说的，谁都希望最好别让癌盯上。因此，我们强调防范癌症更为重要。

而且，明确地告诉各位：防范癌症，女人更容易些！

二 防范癌症，女人更容易

“防范癌症，女人更容易些”，这不是有意为女性减压而说，而是有着坚实的事实及科学基础的。

上海市疾病预防控制中心的专家们就曾经强调：防范癌症，女人更容易些。专家们以吸烟习惯为例，解释说烟草暴露是目前最明确的致癌因素，当今上海男性主动吸烟率高达61.8%，女性仅为1.2%，57%的女性只是处于被动吸烟状态，如果采取措施，避免广大女性被动吸烟，显然要比劝阻61.8%的吸烟男性戒烟，简便可行得多！此外，占女性肿瘤约40%的乳腺癌和宫颈癌，两癌之起因相对比较明确，多少能够自我有所掌控，而它们是目前世界公认的早期发现治疗效果最好的两种癌症，且它们的早期发现并不困难。问题只是在于人们有没有这个意识与态度，持之以恒，加以防范。若以乳腺癌为代表的常见女性肿瘤能够得到有效防范、早期发现、规范治疗，患者生存期和生存质量将明显好于其他癌症。因此，女性癌症相对于男性，更易防范与控制。

美国近20年防范和抗击癌症的成功经验，表现出的也是女人的发病率、死亡率首先下降，且其趋势越来越显著，成效越来越突出。有资料提示：从20世纪90年代开始，女性癌症发病率、死亡率首先开始呈下降态势，先是因为乳腺癌，然后是由于直肠癌，且每年发病率都在明显下降之中。从1990年到2006年，女性因罹患癌症死亡率下降12.3%，其间，减少被癌症夺命者共76.7万。

这还有几方面原因值得一提：

（1）研究表明，女性的xx基因比男性的xy基因更稳定，因此，可以减少突变，降低癌症的发生率。往往人们借此来解释女性癌症发病率低于男性的机理。

（2）在现代之前，女性癌症发病率明显高于男性，主要集中在几个癌种：乳腺癌、宫颈癌、阴道癌。前者是生活压力及不良生活方式所致，后两种则与感染、卫生条件差有关。后两种癌症的发病，在城市已经大幅度下降。这三种癌症完全可以有效控制。

（3）除精神情绪因素外，女性在生活方式方面总体上比男性自控得多，也合理得多。抽烟酗酒、大快朵颐、疲于应酬，在男性群体中是很普遍的行为，女性则少多了。上述不良生活方式直接增加了肺癌、肠癌、肝癌、胰腺癌等常见癌症的发病率。

（4）相对而言，男主外，受到污染的概率、所承受的工作压力，大大超过女性。这些状况直接推高了许多癌症的罹患率。而且这些经常非本人所能自控。

（5）与通常认识的完全不同，灾难医学、急救医学等的研究表明：女性自我修复能力、抗压及抗灾难事件的能力等都大大超出男性。这些，导致男性在特殊状态下往往残缺率、畸变率和死亡率均高于女性。

作为一个个显而易见的事实，在各种灾难状态下，存活下来的，女性数量大大多于男性。

正因为这些因素，可以认定：防范癌症，走出癌症魔影，女性常比男性更容易些，可以更成功些。

各地活着的癌症患者，有70%以上是女性，男性不足30%，就是例证。

然而，要防范癌症，走出癌症魔影，女性自有其不同于男性之处。这些不同，突出显现在精神情绪的调控方面。

2010年2月，权威的世界癌症研究基金会公布当时新的癌症预防数据称：通过健康饮食、定期体育活动以及保持健康体重，中国每年有62万例癌症可以避免发生。这些主要措施包括通过戒烟、避免二手烟吸入、防范过度日晒（适度日晒则有防范癌症之效）、预防及有效控制可招致癌症的慢性感染、建立健康生活方式等，可使中国内地20%的乳腺癌、33%的胃癌以及34%的子宫内膜癌得到有效预防，免其发生。而这一切，首要的是敦促政府卫生主管部门积极开展癌症预防的教育，优先支持开展健康科学普及和公众健康管理等。

世界卫生组织2009年底发布《健康体育活动全球建议》报告也强调，定期的体育活动可预防乳腺癌、结肠癌等多种癌症等，同时制订了5~17岁、18~64岁以及65岁以上三个年龄组保持健康所需体育活动水平的具体推荐建议。

世界卫生组织慢性疾病和卫生促进部迪姆·阿牟斯庄博士建议，成人每周必须完成至少150分钟的中等强度的体育活动，可通过每周5次每次30分钟的步行或骑自行车上班来完成这一指标。

说白了，癌症的防范，无非涉及几大环节：①建立健康的生活方式。

②养成良好而合理的饮食习惯。③安顿好心，减少因精神情绪等诱发或加速的癌症。④戒烟、避免二手烟吸入和尽量规避环境毒素的“入侵”及伤害。⑤控制可能引起癌症的慢性感染。⑥定期体检，以期早期发现端倪。

其中，基本上都是老生常谈。只不过①②③点很重要，人们认识不足，也谈得不够！特别是③点非常重要，因为女性因精神情绪致癌的，更为常见！人们认识尚不充分，故本书专列第八章加以讨论。④⑤⑥点亦妇孺皆知，只是怎么检查法，需要简单一提。因此，只是侧重且简略地介绍一下⑥点。本书限于篇幅，②点则建议参考我已经出版的《生了癌，怎么吃》。

生活方式受社会、文化、家庭、经济和个人认识等诸多因素影响，而关键的是个人健康意识问题。应该认识到：**今天的病（包括癌症）主要源自自身行为，形成良好的生活方式和行为，不仅可增进生活的幸福感、美满度，还可帮你守住身心健康，促使家庭和谐，并有助于预防癌症等疾病的发生。为此，首先要在意识上认识到这一点，逐步养成健康的生活方式与行为。**

须有良好的生活、工作环境，环境若有辐射、石棉、毒性化学物质，须定期接受检查；家庭装修则应考虑防范建材的可能污染问题；烹饪时高温油烟的伤害也不小。因此，这些都应兼顾、防范，尽可能减少环境因素对自己的损害。

吸烟的危害是公认的，包括二手烟，而且，有资料说二手烟对女性伤害尤其明显。暂且不论这些说法可信度多高，为了自身健康，尽可能加以避免是正确的。

女性少量喝些低度酒，尚无大碍，甚至有研究揭示对女性的容颜常驻有所帮助。但若烟酒同时进行，无论量之多少，都将增加患多种癌症的危险性。

生活起居应该养成规律性，因为生命内在各种机能都有着各自的昼夜时间节律性。这种节律的建立与稳定，将使个体内在各项机能持续稳定，不至于紊乱。机能紊乱则是适宜于癌变发生的土壤。如果工作性质三班倒，实在没法让生活有规律，那么，充分的睡眠，以及足够的休息调整，就显得格外重要了。

某些不良性活动与女性某些癌种高发有很大关联。比如，女性过早开始性生活，同时有多个性伙伴，性行为中不注意自我卫生防范等，患妇科癌症的概率会明显增加。此外，某些病毒可以通过性伙伴的生殖器而传播，引起女性生殖器溃疡等，如宫颈炎、宫颈癌就与乳头状瘤病毒的感染密切相关。因此，还应该关注性伙伴的生殖健康及卫生问题。

女性肥胖也是引起乳腺癌、卵巢癌及肠癌等的罪魁祸首，而女性肥胖者越来越多，这与生活富裕、多坐少动等不当生活方式有关。防止肥胖，除了选择高纤维素、低脂肪、低糖饮食外，还应适当进行体育锻炼，增加室外活动。根据自己工作和身体条件，一周活动100~150分钟，方式不限，可取即可。

饮食问题涉及很广，我们已经有专书（《生了癌，怎么吃》）介绍，建议参考，在此不再赘述。只是强调原则，控制总量（少吃一口，多活一天），宜选择高纤维素、低脂肪、低糖饮食外，极力推荐多进食大豆类食物，因为研究证实大豆是女性的“健康保护神”。

总之，切记癌症“非天降之，人自为之”。之所以生癌，多数是因为生活方式不当。从日常生活细节做起，自我适当调整，是防范癌症的不二法门。

女性的一些妇科病症，很可能发展成癌症。因此，当出现以下一些症状或病症时，应及时寻找医学帮助，以防止癌变。

乳腺增生症　又叫小叶增生、乳腺病，中医称之为乳癖。以乳房触之有肿块、形如丸卵、皮色不变、质地偏硬、表面光滑、边界清楚、压之疼痛、行经时胀痛为主要表现。虽主要为良性病变，但其中有一小部分可转变为恶性，特别是有乳腺癌家族史者。所以有乳腺增生症的女性，应定期检查，若发现肿瘤增长迅速、变硬加快或乳头溢出血性物质时，应速寻找专科医师诊治，杜绝不良后果。

宫颈重度糜烂　子宫颈是女性内生殖器的大门，外通于阴道。它是防止细菌、病毒进入子宫、输卵管、卵巢的主要防线，人们称其为“妇科守门员”，最容易受到各种致病菌侵袭。如多次流产、诊断性刮宫、哺乳期和经期欠卫生等，都有可能导致宫颈损伤或炎症，引起宫颈糜烂。研究表明，婚后妇女都有程度不等的宫颈糜烂，新的观点认为，轻度宫颈糜烂不能看作是病态，但重度宫颈糜烂则不然，它发生宫颈癌变的概率高出轻度宫颈糜烂者6~10倍。因此，宫颈癌的发生与重度宫颈糜烂密切相关。如果发现有重度宫颈糜烂者，应该彻底治疗。治疗方法很多，其中物理治疗，如电凝、电灼、冷冻、激光、微波等效果较佳，且伤损不大。

子宫肌瘤　子宫肌瘤是女性生殖器最常见的良性肿瘤，由于子宫平滑肌相关组织增生所致。它的发病原因尚不明确，但和内分泌紊乱有一定的关系。本病虽是良性，但少数亦可变性，常见的变性有玻璃样变、囊性变、红色变、肉瘤样变。肉瘤样变就是肌瘤恶变，而且，恶性程度很高。这种肉瘤样变常无典型症状，易被忽视。肌瘤若在短期内迅速增大或伴有阴道不规则流血者，则应考虑有恶变的可能。早期手术切除，预后尚属良好。

凡发现有子宫肌瘤者，应一年或半年一次，定期到专科医院复查，严密观察，慎防恶变。而一年或半年则以肌瘤大小为界，小于2厘米者，一年检查一次可也。

人乳头瘤病毒　“守门员”失职，宫颈若有炎症，就为病毒感染敞开了大门，其中人乳头瘤病毒与宫颈癌关系密切。目前已发现上百种不同亚型的人乳头状瘤病毒，可能会导致不同的临床病变。研究提示：人乳头瘤病毒感染率与年龄关系密切，被感染的高峰年龄为15~25岁，大于30岁的女性感染率下降，约有3%感染者可发展成宫颈癌。人乳头瘤病毒主要通过性接触传播，男性生殖器官上的病毒存在可使女方宫颈受感染的危险性增加9倍。单一性伙伴的妇女中，有17%~21%的人宫颈或者外阴可以检测出该病毒，而有5个以上性伙伴的女性，感染率高达69%~83%。因此，恪守社会道德，做到洁身自爱，对防范宫颈癌意义突出。

甲状腺结节　所谓甲状腺结节，是指甲状腺部位摸到结节，这是女性中非常常见的健康问题，30~40岁城市女性中，似乎90%存在性质和大小不一的甲状腺结节。它有良性恶性之分，良性占绝大多数，部分良性也会转变成恶性。临床上，结节癌变虽然不常见，但是术前较难鉴别。甲状腺结节的发病因素很复杂，碘的摄入过多、过少，压力、个性（往往性急暴躁）、电离辐射，以及雌激素水平等都可影响甲状腺腺体的代谢，引起结节样组织增生。但其具体机理尚欠清晰。如雌激素过多主要是通过促使垂体释放TSH★而刺激甲状腺。其实，甲状腺癌恶性程度并不很高，且比较普遍。尸体解剖提示：在甲状腺中，组织学上的微小恶性

★ TSH（thyrotropin，thyroid stimulating hor mone，TSH）汉语名称是甲状腺激素。

肿瘤的发病率高达17%，也就是说，组织上已经癌变，临床却没有症状的情况很常见。对于城市女性，如甲状腺已经发现结节，不必太惊慌，注意调控碘的摄入，放慢性子，定期检查，必要时做手术切除，这些方式都可以选择。

葡萄胎　它以妊娠后胎盘绒毛细胞持续增生，终末端绒毛转变为水疱，水疱间相连成串，形如葡萄而得名。症状表现主要为停经后阴道流血不止，淋漓不尽，有时可排出水疱状组织，子宫体异常增大、变软。此时，应到专科医院检查。因葡萄胎是恶变程度较高的癌症，有7%~16%的葡萄胎患者可能发展成为绒毛膜上皮癌或恶性葡萄胎。故一旦发现为葡萄胎，有可疑症状时，应及时手术切除，消除宫腔内杂物，并在专科医生指导下，进行治疗。

外阴白斑病变　该病是指女性皮肤和黏膜组织发生变性及色素改变的一类慢性疾病，通常认为是典型的癌前病变。病因还不明确，一般认为与遗传因素、自身免疫因素、内分泌紊乱及精神心理因素有关。主要症状为外阴奇痒，外阴色素改变，抓破后伴有疼痛感。若局部溃破、有硬结者，被高度怀疑癌变可能，应到专科医院做病理检查。一旦确诊癌变，应积极治疗。

外阴黑色素痣　外阴黑色素痣是发生于外阴黏膜与皮肤交界处的黑色斑点，可光滑，可粗糙，部分上面可有毛发生长。外阴黑色素痣比身体其他黑痣更容易恶变，这是因为外阴部分容易受到摩擦和刺激，又因黑色素痣对性激素的作用较为敏感，往往在青春期和妊娠期增大、变黑。据报道，40%~80%的恶性黑色素瘤发生于黑色素痣。我在临床就接诊过七八位这类患者，由于部位隐蔽，易被忽略。故一般主张对外阴黑色素痣尽早进行预防性手术切除，以防恶变。

女性防范癌症还有一个要诀，就是定期体检。一般要求一年系统检查一次，一些高危人群（如宫颈中度或重度糜烂，甲状腺结节变大，乳腺小叶增生有疼痛感的），可以半年一查。别忽略了对卵巢、肺、胃、肠道等的相应检查，因为这些部位的癌症也呈现出高发态势。

三 快是魔鬼的使者

前已述及，“好女人”易被癌缠上，性子急、追求快是因素之一。因此，在今天，人们普遍被迫地越来越加快自己的工作及生活节奏过程中，如何适当地慢下来，不仅仅是生活技巧之一，更关乎身心健康及是否会被癌症盯上。

土耳其有一句谚语：“快是魔鬼的使者。”快不仅仅使人折寿、生病，而且，使人易于犯错。新近有一本畅销书《思考，快与慢》，作者是美国的丹尼尔·卡尼曼，他就在书中强调：“快”往往是人们犯下许多错误的主要原因。

人们常常认为，快，是现代科技的产物。高科技促使人们越来越快。从过去的徒步，到马车，到汽车，到火车，到高铁，到飞机……似乎是速度越来越快，人们似乎越来越有主动权。其实不然，《科技想要什么》的作者，美国学者凯文·凯利研究后认为，快，的确是科技的进步，导致世界的发展和人类生活的日趋加速，这是事实，而科技进步导致的负面后果，包括现代许多人快速得无法自我控制，这也是事实。他引用科普作家马特·里德利的话说：“如果我们保持现有的模式（指生活所驱使，很难慢下来），就很难维持生存。”为此，我们陷入盲目的狂躁中，疯狂地、积极地、不停息地、痴迷地使用着新技术，自己的工作及生活节奏越来越快，特别是那些既主内，又涉外的“好女人”们，使自己像陀螺一样拼命地日夜旋转着，一刻也无法停顿，榨干了休闲及调整时间，与此同时，身心的疲惫感与日俱增，生活的满足感却越来越低！总有一天，陀螺般旋转着的身体实在不堪重负，越过了临界状态，崩溃了，生病了，甚至被癌症盯上了。

现代快节奏的生活，多多少少要对今天城市人群癌症高发（也包括冠心病、糖尿病、高血压等的高发）负相当的责任。有一个佐证：非洲总体经济虽然还很落后，但非洲部分城市快速进入工业化、现代化，生活节奏加快，目前，这些城市的癌症及心脑血管疾病、糖尿病等也持续高发，且呈现出飙升态势。

这不，网络出现了时髦的新名词人生“匆忙症”。有网友调侃说：“急事快快做，缓事当天出。大事优先办，小事要兼顾。忙得眼发直，累得屁股木。喝茶看报纸，哪有闲工夫。”从而，匆忙症，被称为是“新的杀手”。除了癌症外，研究表明它还可促使包括许多与慢性应激有关的疾病的高发，如糖尿病、高血压、冠心病、肥胖、哮喘、慢性疼痛性综合征、传染病、消化功能紊乱、精神障碍、偏头痛、变态反应，等等。

高科技、高压力、快节奏的现代生活，的确导致了今天很多疾病的倍增。而“好女人”们又首当其冲，因为她们对自我，对家庭的要求往往更高。

慢性应激的产生，核心原因是压力与快节奏。现实生活中，很多“快”是迫不得已的，但也有许多“快”是人们自找的，压力也同样。高压力人群中，部分压力是属于现实生活或工作中的客观压力，没办法回避，但也有很多都是人们自揽的。比如，自己不断给自己施加压力，像今年挣10万明年15万的想法，别人家房子精致装修，我家非豪华装修不可，特别追求完美，洁癖，爱管事，性子急，操控欲特别强等，不断提高自我的欲望值，明明有车就可以了，有了“别克”想“宝马”，有了“宝马”要“宾利”，别家孩子去了欧洲，我家孩子必须去美国上学……这些，就是自找的，自我加快及强化的。如此，最终只能跑得气喘吁吁。

自找的也好，难以规避的也好，都使个体长期处于慢性应激状态。而慢性应激的危害性，前已详细述及。

因此，在这里，重温一下诺贝尔奖得主伊丽莎白·布莱克的教诲是有意义的：重点不在于完全规避或免除压力或应激，这是不实际的。而是在于人们对待日常生活的反应——面对压力、挫折及快节奏等，要学会及时稀释、接受与释放，而不是转化为慢性应激，令其发酵，更不可耿耿于怀，不能释放，或者说自我徒增压力，而关键的是要学会适度地放慢节奏。须知，事情是永远干不完的，追求是永无止境的，与其如此，不如学会调整一下节奏，为明天储存得更多些，更好些！

从今天开始，我们应该适度放慢工作和生活的节奏，工作的时候应该快节奏，休闲的时候应该慢节奏，应该让生活与工作友好握手，在快慢之间保持张力。

特别要强调这一点，尤其是城市中的女性，应该学会在适当的时候踩刹车：**减慢生活**，**减法生活**。你如果能够做到这一点，你就可以很好地储存明天。

据统计，最近10年间，我国乳腺癌死亡率增长了38.4%，成为城市中死亡发生率增长最快的癌症。其中，90%是那些性子急，一直生活在快节奏中的女性，近70%是“工作狂”的职业女性。鉴于此，姐妹们，还不放慢你们的生活步伐，学会事情“少管点”、目标“低一点”、节奏“慢一点”！

有姐妹可能会说这很难做到。其实不然！我40岁以前也是急性子，高效率，才会32岁当上市劳模。而40岁体检，发现一连串严重的健康威胁。痛定思痛，从减慢节奏开始，二十多年过去了，效率还可以，但多数警报解除了！

所以说，关键是你自己认识到了它的危害没有。

四 人际关系影响康复

美国斯坦福大学的医学教授认为：对男人来说，维护健康的最好事情之一是结婚，有一个家庭；而对女人来说，维护健康最好的方法之一，是建立和培养和女友之间的友谊。女人和女人之间有着不同的互动关系，她们互相提供支持，帮助对方应对压力和生活困境的体验。有研究显示：女人之间高质量的聚会，可让她们的体内创造更多的血清素，这是一种有助于防范抑郁症的神经递质，并能给女人创造良好的自我感觉。所以，女人凑在一起聊天，是可以治病的方法，至少会避免抑郁症的发生。

鉴于此，女性应该有个可以经常聚会的小团体，时常聚会，有无主题无所谓。在这种互动中，女性之间可交换感受，寄托情感，有些微小的不快，可能就在别人的开解中释然了，一些郁积的烦闷，可以在姐妹面前宣泄一通，不仅你的压抑释放了，对方也因为你能对着她哭诉，感到你对她的信任和真诚，这又增加了感情的深度，成了连家人都不能代替的心理伙伴。因此，漫无边际的聊天、逛街对于女性来说，是不可或缺的社会支持。

从心理上说，男性和女性所需要得到的社会支持方式不一样，男性更适合参加一些社会性活动，而女性更需要经常与女伴们聚会，从而获得心身愉悦及社会支持。男性之间关系往往是建立在活动或事件基础上的，男人很少会坐下来与好友聊天，他们不会去聊自己对某些事物或私人生活的感受，他们会一起关注汽车、钓鱼、打猎、打高尔夫等，而女人总是在交流感情，探讨自我感受，可以说，她们和姐妹、母亲在分享自己的情感，这与女性的感情特点有关。

当然，女性的交友不是没有原则的，“与健康者为伍”是关键。

最近，美国心理学教授霍华德·弗里德曼等经过多年研究，从多如牛毛的生活习惯中总结影响寿命的决定性因素，列出了长寿关键要素排行榜。其中，第一位的是人际关系，第二位的是性格特征，第三位的是职业生涯，第四位的是生活细节，第五位的是戒除不良习惯，第六位的是与健康者为伍。这些都有振聋发聩之功，因为不是老生常谈，而且，都很有意义。当然，他们是心理学家，比较偏重于心理健康问题。其中，“与健康者为伍”更是令我有话要说。

弗里德曼等的研究表明：近朱者赤，近墨者黑，经常与谁在一起也关系到是否能长寿。他们还表示，群体特征决定个人生活类型，朋友的生活习惯会直接影响你的生活习惯。要想健康，就应该经常和生活方式健康的人交往。

笔者早就注意到：**健康也有群集现象。常与健康者为伍，可帮助自己守住健康；常与病恹恹者交往，你也会受累！包括观察到肿瘤患者出院后经常和谁联系，和谁在一起，长期与哪些人交往，都决定着他们能否顺利康复。**

在我的门诊患者里，有4个患者从2006年开始起自发组成一个小团队，四个人包括三男一女，三个男性都是晚期肺癌患者，女性则是卵巢癌转移到肠的患者，病情都比较重。他们的经济条件不错，因为常来看病便相识了，他们年龄相仿，无意间组成了一个具有社会学意义的非正规团体。开始，他们经常结伴在近郊旅游，而后，结伴积极参加各种活动，经常打电话交流沟通，常约在一起娱乐。不久，这些患者一个个走出了癌症阴影，他们的队伍也越来越大。现在，这支队伍已经增加到20~30人。非常有趣的现象发生了——凡是进入这个团队的，原来愁眉苦脸、唉声叹气的患者，逐渐变得阳光了；有些晚期的患者，比如说囊腺癌全肺转移的，晚期肺癌骨转移的，进去后，一个个居然都神奇般地、很好地活着。到现在为止，他们的日程常安排得满满的，自娱自乐享受着生活，享受着康复过程。这就是相互之间给予的“正能量”，这种“正能量”就是通过相互凝聚在一起产生的。

我要讲另一个事例。2005年我接手了上海的一王姓肝癌患者，他亲戚原来是我的老患者。他来时愁眉苦脸，经过中医药调整，康复得不错。他住过多次医院，结识了七八个同病相怜的肝癌患者。他介绍其中3位患者，其中有两位是兄弟俩，先后来我处接受治疗。然后，他们之间也一直有来往，这3位都是远在外地，有一个远至新疆，他们关系密切到经常会有电话联系，王姓患者甚至远赴新疆参加他们的婚礼活动。王姓患者长期调整后，非常开朗，康复得很好。另外3位患者尽管都有过复发，也都坎坎坷坷，不算很顺，但也都走到了今天。一晃，这几位患者也都已经康复7年多了。

王姓患者也经常同我谈起那3位以外的患者，因为他们曾经很熟。其中有一位患的是很单纯的、原发性的小病灶肝癌，当时因为病不算太重还自鸣得意，但是在5年前就走了。还有一位是官员，自认为经济条件不错，尽管跟他们偶有联系，但很少同他们往来。那些患者都因各种原因撒手人寰，病后存活期最长的不超过4年。而王氏等4位尽管家境一般，但是联系密切相互鼓励。当然，核心是这位王姓患者，他们现在都康复得不错。

讲到这儿，我们还观察到更多的现象：很多肿瘤患者回到家后，把自己锁起来，谁也不交往，尽管家庭照顾是呵护备至，但是这种患者也大都早早就走了。

还有些患者之间尽管经常也有联系，但是一联系就是诉苦，就是谈不好的消息，谈自己身上的这个不适，那个不好，或者说说哪个朋友又走了，这些患者大多也很难渡过难关。因此，正反两方面的事实表明：**与健康者为伍，是渴求长寿、希望从凶险中走出来、加速康复的非常重要的技巧和原则。**

当然，与健康者为伍，核心是中心人物要心态健康，有积极人生观，奋发向上，能从困难中一步步走出来，并能从心理上给同伴们输送“正能量”。这种核心人物往往是自己恢复很好，给他们榜样的力量。而且，一旦成为榜样，对本人的康复也有激励之效。因为他知道自己能成为榜样是由于心态阳光，他会继续保持这种阳光，为了保持这种阳光，他会比常人更有意识地去克服各种负面情绪，久而久之，形成习惯，潜移默化中，他们一步步走出了病魔阴影。我们看到很多抗癌明星，一当明星，存活期就是十几年甚至更长，真正战胜了绝症，这和他们荣膺这个称号有一定关系，这是很有效的对阳光的鼓励和对阴郁的监督。

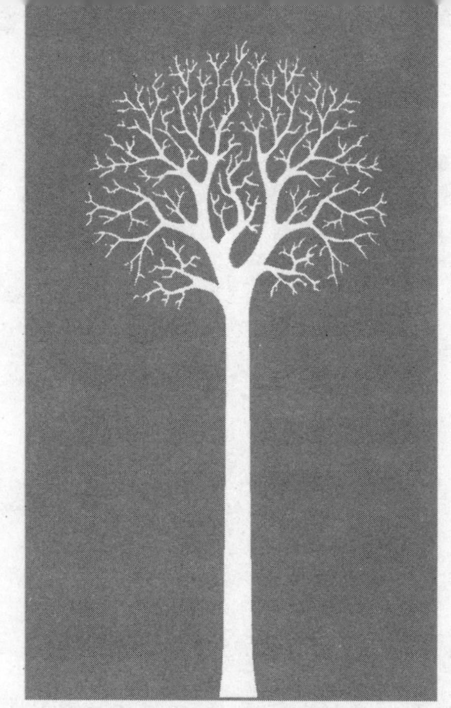

第八章　何氏康复独家秘法

防癌、抗癌最有效的方法，首先从善待自己的心开始。

一 养好心，不生癌

今天的世界很精彩，今天的人们很无奈；今天的科技很发达，今天的人们病很多!

第一 安顿好心，是保健的首则

心的浮躁，百病之源 2013年1月9号，美国半官方公布了美国健康总体评估：在16个发达国家中，美国用在医疗保健上的费用最高，每年人均8700美金，占GDP的17.9%（欧盟平均占8%），但美国期望寿命最短，综合的健康状态最差，这是为什么呢?

只相信科技，只相信快节奏，只相信医学能够改变一切，征服世界和疾病，却唯独没有努力设法平静自己的情绪，安顿好心，是为关键!

美国资深的社会学老教授莫里·施瓦茨，二十多年前对美国现状的批评至今振聋发聩："我们并没有真正地体验世界，我们处于一种浑浑噩噩的状态，做着自以为该做的事。"因此，在歧途上越走越远，陷入了包括上述在内的诸多困境。

追求过多，“想要的”变成了“需要的” 由于价值观的误导，事实上，每个人真实的需要被掩盖了！“想要的”变成了“需要的”，“奢望”变成了基础性愿望。今天人们拼命“想要的”，多数是左顾右盼别人之后，盲目攀比得出来的，其实并非其真正所需要的。

明明保证营养足够了，但所谓“饮食文化”却把这种实际需要，演化到了山珍海味、精美佳肴，明明只求舒适安居，但“装潢文化”却把这种需要异化为宫殿般的奢侈追求……于是，大家都像参加马拉松比赛那样跑得气喘吁吁，为所谓的美好理想奔波着、忙碌着，由此带来的压力，远超自身需要，也超过了享受本身。

莫里尖锐地说：“拥有得越多越好！钱越多越好！财富越多越好！商业行为也是越多越好！越多越好——我们反复地对别人这么说——别人又反复地对我们这么说——一遍又一遍，直到人人都认为这是真理，大多数人会受它的迷惑而失去自己的判断能力！”这个社会在“想要什么”和“需要什么”这个问题上是很感困惑的，原本你只需要能果腹的馒头和白菜等基础食物，而你想要的却是能解馋的蛋糕和巧克力！而很多社会及健康问题，都是因为“想要”变成了“需要”所带来的。癌症患病率快速飙升，过劳死频繁出现，抑郁大行其道，多少都与此有关！

活出生命的本原意义 这个问题同样值得今天的中国人好好反思，尤其是“好女人”们，今天，我们真的是在生命的本原意义上活着吗？

为什么中国在经济发展后，各种慢性病，特别是癌症患病率开始飙升？这显然与我们的浮躁及过多的奢望相关。过去，经济不发达，我们“想要”的无非是吃饱，白菜豆腐馒头令人饱腹而满足，很好地解决了营养“需要”，且那个时候人们也没有肉蛋奶的过量补充，所以，很少见到高血压、高血糖、癌症的肆虐。现在，肉蛋奶，甚至蛋糕冰激凌变成了

“基本需要”，进入了每天生活，“想要”变成了“需要”，各种疾病就接踵而至。

其实，汽车洋房、宝马奔驰并不能给你带来快感与安宁，人们树立了错误的价值观，从而对生活产生了一种幻想破灭的失落感。这才是今天人类，包括肿瘤患者，普遍困惑与烦恼的核心所在。

我的患者中身家数亿、身居要职的太多，其中，不少人生了病后往往会困惑：“我前期追求的究竟是什么？”他们生病后才意识到，自己之前挣到的万贯家财，没能让他们逃脱生病住院的结局，所不同的是，他们住的是头等病房。但是，再“头等”也只是病房，“头等病房”并不能保证健康康复！

我有个浙江患者，是位在当地十分著名的房地产商。他平素对人吝啬，积累了很多财富，自己治疗过程中，对家人也比较苛刻，且不是特别配合医生。因此，直到病重，他还不太知情，并很少有人探视，因为人人都畏惧他。实际上，他虽然有钱，但并没有接受到很好的治疗。

临死前几天，他预感情况不好，一口气烧掉二十多万现金，临终前的最后一两天一语不发，拒绝所有人探视，据说是家属怕他发钱给探视者。最后，他提出了个古怪的要求，出殡那天要沿着他所创造的企业和楼盘走上一圈……

我想，他当时可能就在后悔“我身有亿万，又有什么意思呢”，他死后尸骨没凉，儿子就为财产大打出手，企业则面临着官司……熟悉者无不唏嘘不已。

据说，反腐教育和地方干部培训，常常会去三个地方——火葬场、医院和监狱。

去过火葬场后，人们会觉得活着真好，真幸运，活着就够了，还为恩呀怨呀争什么呀？去过医院后，人们觉得，健康真好，真幸运，健康就够了！

其实，人的需求简单地概括，就只有两点：健康、自由。

欲望太多了，人就劳累，就要累倒，就可能生癌；欲望太高了，人就贪婪，就可能犯法，就可能失去自由。

但因为这两点太简单、太基础了，很少有人就此便能够满足！只有当连这两个基础都要失去的时候，人们才意识到什么是生命最需要的。

心宁静，则五脏六腑皆安　中医学一直强调："心者，五脏六腑之大主也。""心为君主之官，主明则下安，主不明则十二官危！"可见，安顿好心，是保健的首要原则。

那么，如何安顿好心呢？星云大师著的《修好这颗心》一书，重点谈了如何"修心"问题，大师认为：所谓修心，就是为心找一个可以安顿之处。

"心安住在哪里呢？"大师诘问道。安住在钱财上，它可能失去；安住在情感上，它可能变化；安住在荣耀上，它可能不长久。因此，大师推出："佛陀教我们安住在禅定上，所谓'以定安住，一切皆定'。禅的世界，充满洒脱、自在、活泼；禅的风光，可以与宇宙天地永恒并存。"

何谓"禅定"？此乃佛教词，不执着一切境界相是为禅，内不动其心是为定。简单说，佛教修行者能摄守散乱心，专注一境，即所谓禅定，这是修佛法者的一种调心方法，目的是净化心灵，锻炼智慧，以进入诸法真相的境界。

对于普罗大众，佛教及禅定毕竟比较陌生、遥远，我们在日常生活中又究竟应该把心安顿在什么地方？

让生活回归简单　我们倡导：让生活回归简单，才能安顿好心。人要回到原点，才能更轻松自在！

要着眼于当下，着眼于今天明天。人不应该一直缅怀过去，否则会愈来愈消沉。要学会让自己重新“归零”，把从前的记忆全部抛开，做一个不耿耿于怀于过去，而只是乐对当下与未来的人。这样，心才能宁静。

而且要学会适应与改变。因为时势比人强，天在变，社会在快速发展，过去很多天经地义的事，可能现在落伍了，不适应了，应该学会适度与时俱进，学会适应与改变。且在这过程中应该学会原谅自己，与自己讲和，同时，也应该学会原谅别人。须知，记恨和固执都是毫无意义的，只能徒生苦恼与烦躁。

下山也许更快乐　由于时势在变，且年龄不饶人，也许你还生了病，因此，有时“下山也许更快乐”，要注意调整好自己的角色。

让生活回归简单，安顿好心，很重要的，就是学会调整自己的角色。

各个年龄段、各种类型的人都可能生癌，因此，患者的经历与背景各不相同。然而，人们往往有习惯，喜欢按照原来的行事模式继续我行我素，这也许对常人来说影响不大，但对患者来说，则可能影响很大。后者就需要调整自己的角色。

临床上，经常看到有些患者是官员出身，常对自己生的病，或者在诊疗中无奈的示弱，耿耿于怀，无法接受，原来门庭若市，现在门可罗雀，常有严重失落感。有些人则因为生了病，离开了原来重要的、可呼风唤雨的岗位，也常会滋生不满。这些，必须自我做出调整。

须知，“退即是进，予即是得”，下山也许会更快乐些。

此外，有些以前是一家之主，什么都要他说了算。生病后，自己变成了被照顾对象，他也仍会以趾高气扬的姿态指使别人。短期尚无大碍，但久而久之，会滋生很多麻烦。因为“久病床前无孝子”，特别是你还趾高气扬的，别人凭什么一直低三下四地伺候你呢？本人也会因此徒生许多困惑。如此，于康复无益！

须知，再精彩的剧目，也有谢幕之际，再辉煌的人生，也有退场之时。

因此，坦然接受角色的巨变，学会接受他人指挥，并无不妥！

少管一点，放慢一点，糊涂一点，对“好女人”也是最好！

自我调整好角色　不管以前是干革命的，主持工作的，还是一家之主的，在家说了算的，现在都应转向以保命为主，应坦承自己的现状，做现在自己身体和心理允许做的“角色”，且要做好几个转变：①从过去的角色，向患者角色转化。②从过去的“革命”为重点向“保命”为中心转变。③从过去往往“较真”性急，到善于妥协，慢节奏转变。尤其上了年纪的人，由于受过去传统观念的影响，做什么事情都是拼命三郎，现在各方面都已经不容许，或者没有必要了，有害无益了。

因此，学会和做好自我角色转变，这一点对所有的患者非常重要。

第二　能讲和者，心则安

我有个老患者，是上海某化工集团的总工程师，享受国家级高工的待遇，他七十多岁时因为小便淋漓查出了前列腺癌。中西医结合治疗的效果不错，控制得很好。他平素身体好，经常活动，因为患了前列腺癌，领导安排他从第一线上退了下来，在我处治疗很长时间后，我们建立了比较深厚的感情。

有一天，患者相对少，他跟我聊开了。他说：“唉，我就像古书里说的‘飞鸟尽，良弓藏’，我被他们给挤掉了，他们新提拔了一个五十多岁的总工，我现在没什么事情可干，但我精神很好，还可以做很多事情……”

当时，我跟他说：“你已经七十多岁了，你要发挥余热当然可以，人总有上山和下山的时候，人生就是一个不断得到又不断失去的过程，你必须面对现实！”

他又唉声叹气地说："我孩子还小，现在孩子买房子也很困难，原来我还可以补贴补贴他……"

我开导他说："其实，你忙了一辈子，整整工作50年了。你有没有闲下来过，好好去欣赏欣赏大好河山？其实，你该放开手脚让孩子们自己去创造，你的父母也没有给你留下什么东西啊！有句古话，叫下得山的更是英雄！你总有退下来的时候。现在对你应该看作是种照顾，安排得很好。"

我又告诉他，就算你现在工资较高，那又算什么呢？几年前，几百块算高工资了，现在呢？还是该让子女自己去奋斗吧。

也许是我的开导有了作用，也许是他自己想开了，两三周后，他来告诉我："教授，我要离开一段时间，要旅游去了。"

然后，他优哉游哉地生活，生癌后已经活了十多年！现在他来看病的时候少了，而且他的生活很充实。

因此，退一步未尝不是英雄！这就是讲和，和命运、和境遇讲和。

日本很多高管退休后选择了自杀，这其实就是文化误导的原因。只讲究上山，不考虑下山，不甘心讲和，是错误的。

莫里教授临终前反复对他的学生说："要学会跟自己和解，跟你周围的人和解！"他认为，"学会讲和"不仅仅体现了智慧、包容，而且也是生命的本来意义之一，而且讲和不是向平庸倒退，而是一种至高的境界。

其实，所谓讲和，体现了一种和谐精神，一种讲究适应与调适的生活智慧与境界。善于讲和者，心容易平静安宁，容易安顿好，身体亦容易康健！

首先，学会与自己讲和。包括学会调整好自己的角色，"下山的更是英雄"等，都是关乎与自己讲和的，最核心的是理解生命的真正意义所在，以及自己的真正需求、自己的真正价值所在。

其次，学会与生活讲和。很多人没有意识到这一点，总是孜孜不倦地追求着许多虚无缥缈的身外之物，乐此不疲，不仅虚度光阴，而且，不断透支着生命与健康，至死不悟，殊是可悲。

与生活讲和就一定涉及与疾病及死亡讲和。其实，一些疾病（包括某些癌症）很多情况下是生命过程的一个必经环节，比如说老年男性的前列腺癌、老年人的心血管疾病、许多退行性病变等。对此，汲汲于攻击、征服，结果只能是两败俱伤，徒增痛苦，且缩短寿限。而学会讲和，学会与某些疾病，包括癌症和平共处，相安无事，何尝不是一种成功，一种智慧，一种大度又超脱的双赢境界？“死亡是一种自然，人平常总觉得自己高于自然，其实只是自然的一部分罢了。那么，就在自己的怀抱里讲和吧。”特别是当人们“在死亡面前真正懂得了与生活讲和，这简直是一个充满哲理的审美现场”。

临床上，我发现很多人，生癌后还是不善于讲和，还是陷于过去那些促使他生癌的个性和生活方式中走不出来。

不久前，我的一位患者，由女儿陪她来门诊。她先是生了胃癌，不久又生了乳腺癌，这次因为生了甲状腺癌来求诊。我了解到她的工作并不繁重，我发现她在看病过程中，还在关照她的女儿怎么带好她的外孙，说她女儿不管什么事情都做不好，然后说她自己这一辈子很累、很苦，什么都要管，什么都必须亲自来，不然就不行！我当时开玩笑地说：“你自己想一想，离了你，这个地球还转不转？没了你，你的女儿就没法生活下去了？你的母亲也是这样对你的吗？”她笑了笑，说：“我现在做不到，事无巨细，我都放不开。”我就建议她首先学会讲和，讲和不仅是种智慧，更有助于你的健康，要想自己身体好，不能仅仅依赖于药物，更要学会讲和。

第三　学会正确看世界

临床上，我遇到很多这样的人，特别是女性肿瘤患者，天天有消解不完的郁闷——今天这个不好，明天那个又有问题。看似非常有理，其实大可不必。客观上，每人每天的确都要碰到许多事情，碰到的不都是顺心的事情，毕竟是现实社会，世界很无奈，问题就在于你怎么去看，怎么去思考。

前段时期，我提过“半杯水”效应。同样拥有“半杯水”，某人看了很满足：“啊！我还有这么多水吗？”某人看了很伤感：“咦！我怎么只有这一点点水了？”

你说谁对谁错？问题只是在于你怎么去看，要求有多高。

我现在讲个故事，和大家分享。某老太有两个儿子，一个卖鞋的，一个卖伞的。老太一看天阴了，就时时在想，我那个卖鞋的儿子可怎么办呢？今天生意肯定不好。一看到天晴了，她又在想，我那个卖伞的儿子怎么办？他今天生意肯定不好，日子怎么过。因此，她天天处在焦虑之中，身体状况越来越差。

然后，人们给她引荐了一位智者。智者和她说：“其实，你换过来想一下，一看到天晴，就想：我卖鞋的儿子今天生意肯定很好！一看到天阴了，就想：我卖伞的儿子今天生意一定不错！那你不是天天开心吗？”老太破涕为笑。

其实，世界不正是这样吗？同样的事情，就看你怎么去解读了，怎么去理解了。这个世界对大家都是一样的，为什么有的人很快乐，有的人很不快乐呢？其中一个问题就在于你用什么眼光去看待这个世界。烦恼往往就在于你过多的、不必要的求索与无谓的思考。

就像前面说的“半杯水”效应，这其实是个很简单的道理。可惜，很多人习惯从悲伤、消极的方面去思考，总是只看阴暗面，整个世界、整个现实，在他眼里就变得很灰暗。如果换个角度，从阳光方面去思考，从好的角度去理解，就会觉得这个世界充满阳光，自己就会满怀希望。

临床上，很多女性癌症患者拿着指标给我看，往往都是这个特点：她对一连串改善了的指标不重视，好的她都忽略了，看到的只是某个稍微升高一点的指数，对这点耿耿于怀，不断追问为什么，少数指标的升高就变成了天大的事，心里能踏实吗？

就像我刚才说的那位老太，卖鞋还是卖伞，天晴和天阴都有她纠结的原因。

其实，很多事，只在于你怎么看待它。

著名作家史铁生因为瘫痪卧床，身体逐渐衰弱，肺部感染，经常发烧，为此，他写过一句话：“刚坐上轮椅时，我老想，不能直立行走，岂非把人的特点丢了？便觉天昏地暗。等到又生出褥疮，一连数日只能歪七扭八地躺着，才看见端坐的日子其实多么晴朗……终于醒悟：其实每时每刻我们都是幸运的，因为任何灾难的前面都可能再加一个‘更’字。”

是的，其实每个灾难、每次不顺利的前面，原本还有个“更”字呢！原本你该遇到的是个更加不通情达理的上司、同事，原本你供职的机构比现在还要差……想想这些，你就能心怀侥幸，知道感恩、知足了。

须知，“世界只是你眼中的映像”，你怎么看待这个世界，这个世界就怎么对待你！有人说这是基本的哲学原理。我完全赞同！至少，我自己对此是信奉。

第四　善于寻找“舍得”之秘

舍得，是中国的生存大智慧。有本书中提到：“舍得，是一种豁达；

舍得，对心境是一种放松，是一种滋润，它驱散了乌云，清扫了心房，有了它，人生才能有从容坦然的心境，生活才会阳光灿烂……”

诚如该书所言：“人生有得就有失，得就是失，失就是得。所以人生最高的境界应该是无得无失。但人们都是患得患失，未得患失，既得患失，明智的做法是要学会舍得。舍得是一种境界，大弃大得，小弃小得，不弃不得。”正是因为汲汲于患得患失，所以今天的人普遍活得累，活得不健康，活出了身心失调，招惹了许多疾病，乃至癌症！

其实，早在金元时期，名医朱丹溪的“相火”理论就揭示了类似道理。朱丹溪在他的《格致余论》中说，现实生活中各种诱惑太多了，人非铁汉，很难不动心，往往会被各种诱惑所迷惑，然后，产生各种各样的欲望与冲动，而各种欲望与冲动都伴随着生理动员及相应的内在机能波动，需要消耗元气。

因此，他把人体中各种本能性的欲望和冲动称为“相火”，他认为人没有“相火”不行，缺乏“相火”会没了动力和活力，但是“相火”太旺，人又常常会缺乏自制能力，欲求和冲动过甚常会导致很多病变。他解释认为：“相火”旺了会损伤元气，元气就是正常生理功能的基础。他认为很多病就是因为“相火”太旺。所以他有一句名言：“相火为元气之贼！”“相火”与元气不两立！并提出养生要学会制约自我过多的欲求与冲动。

比之当时（13世纪的金元时期），更是因为当下世界太精彩，现实中诱惑太多，每每导致人们欲求和冲动过度，超出了人所能够承受的生理限度，久之，则发展成种种失常或病态。今天世界上很多病，或者说不少人患病，这就是原因之一。

就本质而言，我相信这一点——一个人的快乐，并不是因为他拥有得多，而是因为他计较得少。多是负担，是另一种失去，少非不足，是另一种有余。舍弃也不一定是失，而是另一种更宽阔的拥有。

多与少的关系其实很是微妙：多，经常不意味着多，不意味着幸福；少，也不意味着少，不意味着不幸。

曾经有个女房地产商，很有钱，光是佣人就有十几个，但是，她总是觉得不幸福，每天不痛快，她也觉得自己是无事生非。有心理医生就推荐她去旅行，到人迹罕至的沙漠等艰辛地方去，而不是去迪拜这种消费城市。

她真的去了沙漠。那里连水都没有，很是艰苦，但是她却觉得很幸福。为什么？因为当时她的念头很简单——扛过这一晚上，走到有水的地方！就这么一个最简单的欲望，她也就下定决心，拼命地跟着大部队走，而且走出来了。她觉得那个晚上比她赚钱的优越生活要更幸福。为什么？因为赚钱时想法太多，赚了百万想千万，卖出一个楼盘又想再开发一个楼盘……她的不幸福感就在这种不断的增多中倍增着。到了连生存都有问题的沙漠，欲望少了，只有活下去、走出去一个欲望，没什么值得多想的了，也就没什么值得忧郁、纠结的了，以前不舍得的，现在什么都舍得了，于是，幸福感油然而生。她的幸福感就在这种“舍得”和“减少”中真实感受到，并且强大起来。

《内经》早就有过“恬淡虚无，真气从之”，“精神内守，病安从来”，说的就是只要心里安静了，疾病就失去了发作的机会。而懂得舍与得后，就能够做到恬淡虚无、精神内守。如此，又促进了身心安宁，真气从之，自然地，全身机能良好，就能抵御疾病。

殊不知，世界存在一个基本的补偿机制：我们获取多少，就需要补偿多少，而且，往往先补偿（舍），才能获取（得）。因此，与其在各个方面（包括感情世界）被动地补偿，不如主动地付出。首先要学会“付出”，然后才是“接受”。

讲到这里，我想起近期在动车上听到两个女孩的对话，并引起了反思。

动车上，一对女孩坐在我的前座，她们在滔滔不绝地大声聊天。一个女孩很年轻，另一个稍微年长一点，年长的女孩已经结婚了，她们可能是结伴回家过年。两人聊天声音很响，旁若无人。先是年长的女孩抱怨她的婆婆怎么怎么不好，不给带孩子啦，怎么向她老公要钱啦……从头到尾一直在数落她的婆婆。旁边的小女孩看上去十七八岁，而且患有小儿麻痹症，开始时她一直没有吱声。过了一会儿，年长的女孩又开始抱怨她弟媳怎么怎么不好，常常跟她妈妈吵架，如何不懂得善待她妈……这时，年轻的小女孩说了："你对你婆婆这样不好，婆婆也是你丈夫的妈，你不尊重婆婆，那你哪有权利要求你的弟媳来尊重你妈呢？"年长女孩还在狡辩说她婆婆怎么与别人不一样，她妈怎么好……但年轻的女孩坚定地说："人心都是一样的！如果是我的话，我首先要对我婆婆好，那既是我的本分，也是做样子给我弟媳看，你自己都不善待你婆婆，你又有什么权利要求你弟媳善待她的婆婆（你的妈妈）？你没有资格说你弟媳不好。"这时，车上前排的乘客都回过头来看着这个小女孩，眼神里都投出赞许的眼光。我坐在她后排，也赞许不已！

不行春风，焉得秋雨？你不付出，你自己这样对待你的婆婆，你有什么权利要求别人？其实，人怎么对待别人，别人就怎么对待你，这是一个等式，舍得舍得，先有舍，后有得。

这就和投资一样，做生意要想挣钱，先得投资，之后才能有回报；人际交往中也一样，你的投资就是你对对方的情感付出。如果你连这都舍不得，就在那里干等着回报，你就很难获得回报。在无法获得回报的同时你心里很不痛快，因为你的预期就是错的，你像等着天上掉馅饼一样，哪有这等好事？

第五　“垃圾车法则”：及时规避劣性刺激

其实，任何人（尤其是女性）都可能受到一些不公待遇，被冤枉或者情绪受刺激，遭到不公正的对待。怎么办？建议大家遵循“垃圾车法则”。

美国一位心理学家早年在纽约坐出租车的经历及接受的教育，促使他提出了“垃圾车法则”，并出版了同名的书籍《垃圾车法则》。那个经历如下：

那日，我跳进一辆出租车，想去纽约中央车站。开始，一切都好好的，车子安全正常地行驶在右侧车道，突然，一辆黑色轿车冷不丁从旁边停车场冲出来，横在我们正前方，出租车司机猛踩刹车，车子侧滑出去，轮胎与地面发出尖锐的摩擦声，好不容易才停下来。当我反应过来时，出租车与黑色轿车后备箱仅一寸之隔，好悬。

我惊呆了，但是，更令人吃惊的是，明明是黑色轿车的司机差一点酿成重大车祸，可他却探出脑袋，朝着我们破口大骂。甚至竖起中指，向我们示威。

出租车司机竟然微微一笑，朝那个家伙挥挥手。我吃惊的是，他太友善了吧，于是忍不住问他：“为什么你那么做呢？那个男人疯了，像要杀人一样！”

出租车司机回答道：许多人就像垃圾车，他们装满了垃圾四处奔走，充满懊恼、愤怒、失望的情绪，随着垃圾越堆越高，他们就需要找地儿倾倒，释放出来。如果你给他们机会，他们就会把垃圾一股脑倾倒在你身上。所以，有人想要这么做的时候，千万不要收下。只要微笑，挥挥手，祝他们好运，然后，继续走你的路，相信我，这样做你会更快乐。

这一席话，成为我的“垃圾车法则”的灵感。

我不禁思索："有多少次我收下了别人的垃圾车向我身上倾倒的垃圾？又有多少次我负载着别人的垃圾，又倾倒在同事、家人，甚至擦肩而过的陌生人身上？"于是，从那一刻起我对自己说："我不要别人的垃圾，我也不再到处发泄，乱扔乱倒垃圾。"

作者强调："20年前，我在纽约的出租车上学到了这一课。"

这是否可以给我们很多启示呢?

当时的情景其实很简单，两人如果发生争吵，那么一方就等于接受对方把垃圾倒在身上，后果很明显。这里，无所谓对与错。

作者认为，碰到这类情况，仅仅选择"忽略、释怀"是不够明智的。选择对抗"更容易失守"，两败俱伤，选择复仇，往往"得不偿失"。作者强调了要"避让"各种垃圾车，包括记忆里的、现实生活中的、未来的。他认为：礼让，机会便会随你而来!

他还强调：要即时原谅，关闭警报器；寻求帮助，避免自己成为别人的垃圾车；别把每一个人当成垃圾车；倾诉有益，发泄有害……总之，有效改变自己和世界相处的方式，就能享受内心的宁静，就是幸福生活的基本公式。

我也碰到过一件事情。在西安，当地的宣传部和某大报社邀请我做关于癌症康复的公益讲座，讲座开始前报社领导请求我无论如何先给一个很重要的患者家属咨询咨询。按照惯例，我讲座之前从不接受任何咨询，因为会影响情绪。但合作者强烈要求，我就同意了。两三个人匆匆坐下来，就直截了当地告知：老爷子八十多岁了，严重黄疸、腹水、小便不利，正在医院里抢救，问有没有好办法，能不能治好。我说能治好是骗人，但可以想想办法改善一些症状，但也比较困难，因为毕竟高龄且又属晚期了，病症十分错综。也许他们求医心切，也许期望值太高，认为医生无所不能，话没有听完，其中一人就破口大骂，然后扬长而去。当时，我就想起“垃圾车法则”，是你们反复求助的，且是免费的，你们的期望，不等于现实可能性。我理解他们的心情，但如果我接受了他们的“垃圾”，那么，那天的讲座我肯定很郁闷。他们走后，我就对几百名听众说：“我刚才就差点被‘倒了垃圾’，但是我们该怎么办？听之任之，学会‘避让’吧！”听众先是打抱不平，而后给了我一片掌声。

所以，千万不要接受别人倒给你的垃圾，要学会转身，要学会“避让”，淡然处之，不仅对现实的垃圾，对历史的，记忆中的，以及未来可能的，都要学会“避让”，更千万别让垃圾“发酵”了，否则，你自己糟糕透了。现实社会中，多少人不正是被这类垃圾所击倒的？或者一直为这类垃圾所困扰的？

不要堆积废物，要学会及时释放，千万别把垃圾倒给别人。这样，这个社会才会是和谐的社会，每个人才能心灵安宁，身心康健。所以，“垃圾车法则”在我们处理日常事宜，纠治身心障碍或防范心理困惑时很有意义，建议大家不妨采纳。

美国某乳腺癌支持小组创始人约翰逊博士称此法则是“专注幸福的方法”。

他经常接触肿瘤患者，发现生病的人往往期盼自己能够躲开对将要失去生命的紧张和恐惧，从而使精神和身体到达幸福专注的感觉。其实，每个人都希望减少这类外源性的负性刺激，他认为遵循此法则是可以帮助人们摆脱负担的，至少帮助人们专注自己真正在乎的感情，减少不必要的情绪波动，从而获得幸福感。

他认为，“人的生活10%是靠你创造的，而有90%则是看你如何去对待的”。的确如此，俗话说，你怎么看世界，你怎么对待他人，世界与他人就怎么反馈给你。当然，我们的行为有时会被错误解读，如果这时候你专注于这些错误，那么“美好的初衷就很容易被丢失”。

“与垃圾车擦身而过，是幸福和成功的钥匙。”——这些话是颇有哲理的。

躲开“垃圾车” “垃圾车法则”第一要义是避开被各种“垃圾”倾倒。

对于意外而来的负性刺激，一般情况下，选择针尖对麦芒性的“对抗”对策更易失守。为什么呢？因为这时候你容易“被对手挑起情绪，给对方可乘之机”。故“与其让垃圾车碾过，挑起内心的抵抗，再花时间平复由此带来的负面情绪，不如谦虚避让，待心绪平静，再看之前发生的事情，也许不值一提”。

避免自己产生“垃圾” 罗马哲学家波爱修说过：“所有苦难都是自己的臆造！”此话有相当的哲理，这类“垃圾”往往源于多个方面。

对过去的某些回忆会让人产生不快，这是很多女人的通病，特别是晚上，一个人的时候，不忙的时候，最容易将这种不愉快的回忆扩大化，发酵起来。比如失眠的人，可能白天有点不痛快的事情，让她睡不着，越睡不着越琢磨不痛快的事，不仅这一件，几天以来，甚至几年以来的不痛快事情全想起来了，越想越难受，越想越睡不着，进入恶性循环。

很简单，你想那些不愉快事情的时候，就自问一下：这样想是能把过去的不愉快改变了还是能想出钱来？想出健康来？一定要记住那句话：“别用别人的错误惩罚自己。”

记住：“一个人若总是念念不忘可能发生的糟糕痛苦的事情，将一无所获！”

对于这种容易出现的灾难性思考，大卫·波莱首先强调，须“活在当下”，重视当下的感受与生活。与此同时，他提出了能有效避让灾难性思考的五部曲：

（1）描述你的逆境，写下你相信能发生的最坏的结果。

（2）评估这些结果发生的可能性，你会发现，可能性微乎其微。

（3）想想能发生的最美好的剧情，这些剧情必须超出现实，美妙到自己不由自主地微笑，甚至大笑，借此，你需要打破之前“前景暗淡无光”的错觉。

（4）现在，你已经设计出最极端的情况——可能发生的最好和最坏的结果——那么，专注于这次逆境中最有可能带来的后果。

（5）带着你的新观点、新态度，认真思考解决办法，修补目前逆境中的问题。

其实，这就是俗话所说的“把最坏的结果想明白了，不过如此，便义无反顾地向前走”。

生了病，特别是癌症等慢性病，更容易滋生灾难性思考，“垃圾”不断自我发酵。在此情况下，如何避免灾难性思考？避免对未来恐惧而引起的自我自生的大量“垃圾”？对此，大卫·波莱的一些说法也有参考价值：

（1）首先，要认识到自己现在已经是辆“垃圾车”了，然后面对镜子，告诉自己，你并不想成为“垃圾车”。

（2）时刻提醒自己，生活中还有很多值得感激和高兴的事情存在。

（3）构想着自己逐渐身体康复的情景，并努力享受其中的快意。

（4）要知道没人能预见和把控未来，包括健康者，因此，只需关注目前拥有的幸福，关注自己能掌控的事，不去思考不确定的未来，更不去做最坏的联想。

（5）活在当下，因为生老病死谁都无法避免，只有当下是最现实的。

也许，这些说法多少有点理想色彩，但不妨试试，至少，有益无害，而且，正性的自我慰藉与暗示已被证明是具有保健及康复功效的。

第六　学会让抱怨发挥正能量

大家都知道抱怨不好，抱怨的负面效应很多，既于事无补，且激化人际关系，也使自己心身不悦，抱怨后心绪更差。

其实，事物往往是辩证的。有时，有效的抱怨可以帮助你，特别是“好女人”。女人之所以好，就在于她们含恨忍辱，不抱怨。客观上，她们不是不想抱怨，而是觉得不该抱怨，把抱怨的情绪强压在自己心底。

而这，很可能就是促使她们生病，甚至生癌的一方面原因。

研究表明：**抱怨，可以释放负性情绪，是一种有效的发泄方式，也可以看作是“心理排毒”，无论对心理还是身体，都是很好的减压方式。**

而关键在于如何有效地抱怨，因此，健康人须学会如何有效抱怨。

但是，生活中，抱怨不断的人很多，尤其是女性，她们总给人一种“祥林嫂”的感觉，唠唠叨叨，重复说着一件事。原本，她们有特别值得抱怨的理由，本身又是弱者，该被同情理解，但反复唠叨，抱怨到最后，别人反倒觉得就数她们事最多、最烦人，从同情变成反感了！这就是因为她们不会抱怨。

任何事情都应该讲究智慧，抱怨也一样。美国心理学专家盖伊·温奇博士认为，最有效的抱怨，应该掌握六条黄金法则：

第一，要有的放矢，搞清楚应该抱怨什么，而不是漫无目的。就是说，首先要把你想抱怨的事情真相讲清楚，而不是简单的宣泄情绪。事情讲清了，旁人可能还会帮助你，把抱怨的问题解决了，至少帮你分析分析值不值得抱怨。如果是劈头盖脸地一顿抱怨，除了宣泄情绪，于事无补，这是女人最易犯的毛病。

第二，要找准对象，向那些能够解决问题的关键人物进行诉说。不做招人烦的“祥林嫂”，逢人就说那是没有意义的。

有过一个例子。某人母亲病危，因为肺功能衰竭，女儿当时奋力抢救，不惜重金从远地请来专家，但因为路途遥远，专家还没到母亲就去世了。因为呼吸衰竭，老人临终前很痛苦。大家都很遗憾，纷纷过来慰问，慰问的人大多一起感叹现在医疗的无能，感叹老人病重时赶上了周末，好医生都不在医院。总之，和她一样感叹着不幸。结果，等慰问的人走了，她的情绪更坏了，把那些安慰人的感叹和遗憾又重复一遍。

幸好，这时候来了个学医的朋友，也懂得劝人，一听她的抱怨马上说：“就算那个专家能及时赶到，你母亲也很难救过来，而且，每个死于呼吸衰竭的人，临终前都很痛苦，不只是你母亲。”他的劝说和前面所有的慰问者都不一样，看似给医生开脱，其实是在告诉这个人，你母亲绝对不是最可怜的、最不幸的一个。结果，只有这段劝慰起了效，她逐渐从失去母亲的悲伤和遗憾中走出来。如果能找到这种会劝人的人，你的抱怨就有了效果。

第三，抱怨一次，核心的事只讲一件，不要一大堆事情，没有重点。

抱怨时肯定情绪激动，可能所有不痛快的事都想起来了，于是，很多女人的抱怨，恨不得从几十年前的陈谷子烂芝麻开始。这些于事无补的抱怨，只会让你的心情变坏，甚至最后失去了重点，跑了题，连你最初想要解决的问题都忘记了。这样的抱怨，没有任何价值。

第四，要学会先给予对方赞美，然后再提出问题，进行合理抱怨。也就是说，需要先让对方对你有所好感，让对方能听进去你的话，能够接受，然后，再提出你所要抱怨的核心问题，这样更容易达到抱怨的目的。

这个道理很清楚，你想要找个倾听者，先要看这个人是不是有时间，是不是有心情。如果他的心情也很坏，也在想找人抱怨，他倾听你抱怨时就很难保持客观态度，可能将他心里的积怨借助你的情绪发散出去，甚至可能不负责任地出馊主意，至少可能因为他的情绪不理智，给你的劝慰或者招数也都是不理智的。

第五，言简意赅，把想说的话说清楚，同时要注意抱怨时的态度和情绪。

抱怨时肯定情绪不好，但情绪再不好，作为求助者，也不能让自己失态。因为失态只能暴露你人性的弱点，让原本想帮你的人先烦躁起来，甚至为此躲开。抱怨也要做到有礼有节，这样他们才会觉得要帮的人是个可理喻的人，才敢帮助你。

第六，抱怨要具有建设性。美国心理学家温奇把它称为“重新建构”。不钻牛角尖，换个角度好好梳理，提出解决（所抱怨）问题的方法，要让对方在接受的基础上，能够帮助你解决问题。

抱怨之后问题可以得到部分纠正，否则就是浪费时间。

比如，昨天出去回来就感冒了。你想到的理由是天气污染，PM2.5超标。回家你就抱怨，这种抱怨就没有建设性，因为以个人一己之力是不可能改变污染的。如果抱怨，你可以想想，自己那天出门时为什么没戴口罩呢？本来买了口罩，找不到了，只好不戴就出门了，那么，可以抱怨自己平时的丢三落四，东西乱放，从这个抱怨中长记性，下次重要的东西一定要放好，这才是抱怨的价值。

除此以外，我认为还要补上几点。

第一，这个抱怨的内容必须是现实的、当下的，而不是过去的。有些人总耿耿于怀于若干年前的事情，总是抱怨，那是没有任何意义的。我就碰到过这么一个患者，五十岁出头，患的是卵巢癌，她第一句话就告诉我："我为什么患这个癌？我自已很清楚……就是当年婆婆嫌弃我出身低微，反对我俩婚事！婚后也一直给我穿小鞋，丈夫又是孝子，从不吭声，我婚后一直不顺，到四十多岁生了卵巢癌……"这种抱怨有意义吗？已经过去几十年了，婆婆也早已作古。因此，抱怨的事，一定要是当下的、现实的、有意义的。

第二，必须是能够解决的。有很多事情是没法解决的，比如，天气不好，航班延误……又比如门诊经常碰到的，患者很多，看病慢，又不愿意换其他医生看，只能等一段时间……这种无法解决的难题，抱怨也没有任何意义。

第三，话题必须是有积极意义的。我的门诊偶尔有些新患者，耿耿于怀于一两个号的前后差异，他可能晚了一两个号，就会抱怨："为什么不按照次序？""为什么能够照顾他，让他先看？不能够照顾我……"等他坐下来看病时，我常常会婉转地批评他，都是患者，要他学会宽容一点，差一两个号就差个一二十分钟而已，这种抱怨有什么意义呢？

抱怨的目的是不抱怨。我的助理，在重庆工作的李颖非医师写了篇短文——《停止抱怨，乐观面对》，颇有哲理，道出了心态自我调整的一大方法与原则。

李颖非医师是海外医科大学毕业的"海归派"，并获得了硕士学位及医师证书，她热衷于肿瘤康复事业，天天与患者打交道，让她自我提升不少。

她的原文如下（略有节删）：

最近，朋友送了本书给我，威尔·鲍温的《不抱怨的世界》。认真阅读之后，感慨颇深。

每个人都拥有着美好的愿望！然而，在现实生活中，每个人又难免要遭遇很多挫折和失败。每当这时，有些人便不能正确对待，产生不满，引发很多牢骚和抱怨，往往是怨天、怨地、怨命运……

抱怨是容易的，正如心理专家所言："抱怨带来轻松和快感，犹如乘舟顺流而下，那是因为我们是在顺应自己负面思考的天性；而停止抱怨，改而用积极的态度去欣赏事物美好光明的一面，却需要意志力。"

乐园（指重庆民生健康家园）的一个肺癌患者，体质非常差，不能做任何西医治疗，一直接受何教授的中药调理，肿块也逐渐在缩小，病情稳定。一群病友坐在一起交流的时候，无不感叹羡慕……疗效欠佳的病友一直拉着她的手在交流经验，为什么（你）效果那么好？患者腼腆地说我和教授有缘分，我一直坚信他们这边可以把我治好……在我看来，病友们现在看到的是她好转的一面，可是这中间该患者经历的痛苦，可能只有我、她及她爱人方能了解！连续几个月的高烧不退，剧烈咳嗽，胸痛，夜晚不能入眠，口吐鲜血，患者从来没有抱怨过一句话，喊过一次痛，甚至在用药的第三天，她告诉我没有那么痛了。口吐鲜血时，她爱人打电话告诉我，我都在为她焦心的时候，她反过来安慰我说，不用担心，我观察过了，每次吐完鲜血，接着就可以把肿瘤坏死物吐出来，是好事情啊。就是这样一个乐观而不抱怨的患者，用意志力，告别抱怨，顽强地和病魔做着斗争。

反观那些效果欠佳的患者，经常给我打电话，不是抱怨痛得厉害，就是抱怨服药没有预想的效果。而我呢，这样的电话接多了，挂电话之后，也开始抱怨，心情也会开始变得烦躁焦虑，甚至影响到一整天的工作情绪……连锁反应一直继续下去了。

威尔·鲍温在《不抱怨的世界》一书中指出，我们抱怨，是为了获取同情心和注意力，以及避免去做我们不敢做的事。现在想来真的是很惭愧，在我抱怨的同时，殊不知这些消极情绪已经影响到周围的人，甚至患者的情绪了。

其实，细想一下，我们抱怨的初衷是什么？一定是想在抱怨之后舒畅自己的情绪。因此，抱怨的过程应该是个倾倒垃圾，清扫内心的过程。抱怨的结果应该是把负性的情绪排解掉，把信心留下来，这才是抱怨的价值。为此，你在抱怨之前，要斟酌一下，这个抱怨的结果如果还是给自己添堵，是个解决不了的问题，就像前面说的，是过去的事，是纠正不了的事，我建议你最好是忘掉，不想它，而不是通过抱怨来强化它。因为我们抱怨，是为了使心情平复，是为了以后不抱怨，如果你的抱怨只会联想起更多值得抱怨的事，我就劝你赶快打住，去想一个能让你愉悦，能联想到很多愉悦的事。

第七　要确定一个目标，自己给自己希望

有个真实的故事。一个心理学家，发现自己儿子查理精神状态很不好，老是愁眉苦脸的，从幼年一直到11岁的照片里，没有微笑，即使应该开心时，也是忧心忡忡的。查理从小心就很细，对事物观察很细致，这既是好事，又常常引来麻烦，因为其他孩子不在意的事，他却很容易在意，甚至伤感。作为父亲，那个时候常坐在他床边，帮助他排解忧愁，让儿子一一诉说，希望通过他把问题说出来后化解掉。但是，效果很差。有一次，查理向父亲说："最让我遗憾的是，奶奶临死前留遗嘱的时候，居然没有把我的名字留上去，我本来以为奶奶会给我留点钱。"小查理有很多心结，说某个女同学不喜欢他，说老师用异样的眼光看着他。其实，孩子应该是无忧无虑的，但他总是被低落的情绪、忧愁的心理所困扰，每天都无精打采的。爸爸问他："你为什么会这样？"他说，他老是担心自己能力不强，以后生活会很差，现在社会也很复杂。当时，父亲虽然已经是很

有成就的心理学家了，却没办法帮助他。

有一次，父亲开车接他回家。儿子坐到副驾驶座上，爸爸看到他的脸，又是满面愁容，没有笑容。这时，车路过一家小店，店旁挂了一个招牌，上面有广告词，说能预测你的未来。正好，时间还早，父亲就建议在这儿停一停，买点东西。进了店后，父亲突然有一个想法，说："查理，你愿不愿意让他们预测预测？也许很有效啊！"查理居然答应了。随后，查理走进店后的一个小屋。

进去小屋后半个多小时查理才出来。出来后，父亲付了费，就把孩子拉到了车上。他突然发现，这次孩子露出了笑容，笑嘻嘻的，情绪非常好。儿子告诉他预测师是位女大师。查理说："刚才，女大师说我将会过上幸福的日子，我一定会考上大学，毕业后还会找到很棒的工作，会在电影里扮演一个角色，也许，还会成为一个影视明星……她预测我会赚到很多钱，会有很多女孩喜欢我，最后，有一个很漂亮的女孩会嫁给我。她心地善良，我们会住在一个有游泳池的大房子里，我们会有两个孩子，我会很长寿，我们全家都会很长寿。这个是对我的一生做的最好的预测。"

其实，谁都知道，这个预测师肯定对孩子说尽了好话。她对孩子的预测，是完美而又顺畅的。可那真的是真实的吗？不见得！但是，从那以后，爸爸发现儿子彻底变了。现在，他儿子已经长大，真的上了大学，但不是最好的大学。他后来又有了份工作，但不是原来预测师所说的很好的工作。他也结婚了，生活一般……但从11岁碰到了那个预测师后，查理的人生真的彻底改变了。他现在心满意足地工作着、生活着，很少再情绪低落抑郁了，虽然，生活照常有很多坎坷。

这是一个真实的故事。用中国人的话来说，这个预测师其实是个算命先生。算命先生们的市场来源于占卜时会给你一个美好的"期望"，虽然没有科学依据，但“美好的未来”让你激起了一个对远期的期望，激起期望后，就把人体内的正能量激发出来了，使年幼的孩子从原来的低落、消沉，变成了激奋、积极向上。当然，我相信这个心理学家后来还会顺着这个势，不断地给儿子鼓励，激发他的良性情绪，给他源源不断地输入正能量。

激发正能量的方式方法很多。每个人应该对很多外加的心理应激做一些区分，哪些是正性的，哪些是负性的。要及时甩开负性的，保留正性的。

我发现临床很多患者，尤其康复得好的患者，往往把好事看得很重，“啊呀！我的指标又下来了……多好啊”，而对那些不太正面的信息则有意无意地加以忽略。这就是有大智慧的患者。

相反，康复得不好的患者，往往是那些把坏消息看得很重，特别在意负面的信息，甚至是能把好消息理解为坏消息的，比如这种恐癌症的人：“啊！今天我又腰痛了，以前可不是这样的，一定是出问题了！说不定是复发的征兆……”“你看，这个指标比上次多了29%，一定是复发了……”说真的，这些人往往就是比前面这些人更容易复发，因为他们一直接受着负能量。其实，这些消息本身无所谓，你从负面去解读，就成了负能量。

负能量我们应该规避它，消解它。其实，任何一个指标都会忽上忽下的。

2011年5月16日，英国诺丁汉女子达妮艾拉·杰克逊生下了自己的孩子。

她在2011年怀孕5个月时，因高烧不退，前往医院检查，被诊断出患有肺癌。医生劝她结束孕育，尽早进行肿瘤切除手术。但身为罗马天主教徒的她坚持不流产，毅然继续孕育腹中的胎儿，甚至在怀孕后期每天忍受着哮喘的痛苦，最终提前4周生下了健康的宝宝。1个月后，医院为她成功实施了肿瘤切除手术。目前，21岁的她已经恢复了健康，癌细胞也消失了。

为什么会有如此奇迹？我相信，这位母亲虽然没有占卜师，但她肚子中的孩子为她勾画了美好的未来，她将那个未来作为努力活下去的目标和希望。只要有希望，生命就有动力！所谓“哀莫大于心死”，就是从反面说明这个道理。

我有个安徽籍的晚期卵巢癌患者，近五十岁，肝肺转移，曾经出现过腹水。她是出纳，文化层次一般，对自己病情知晓七八分。当时，有安徽医生告诉她，太晚了，只能活3~6个月了。所以她情绪很差，认定自己真的没有希望了。然后2008年找到我，她当时有腹水，肚子胀得厉害，我建议她接受大中医、小化疗（就是以中医药治疗为主导，必要时配合西医治疗）。一晃，6个月过去了，她不仅没有死，而且，症状基本消失了，只是她的情绪还很差。我看她有严重的心结存在，随便聊天时，她说她心里已经认定她不行了，安徽某主任亲口告诉她，只有3~6个月时间了，尽管6个月过来了，说不准哪天就不行了！

原来如此。我给了她两点劝告。一、如果说那个医生说得对，那么你的情况只会越来越差，怎么会腹水消失，症状没有了呢？这充分证明你在一天天好起来！二、即使有转移，就一定不行了吗？完全不见得！我又给她介绍了于春霞女士，也是卵巢癌肝转移，协和的医师建议她放弃化疗，但是现在情况多好啊！肝脏好几厘米大的转移灶通过中医药治疗，完全液化、消失。她自己写了书，你可以去好好看看，她的今天，就是你的明天！她当天买来书，当晚一口气看完，从此，换了个人似的，有了笑容。现在，她康复得很好。

其实，我只是给她确定一个目标：向于大姐学习。她有了奔头，自己就给自己注入了希望。情绪在潜移默化中被激发，战胜疾病的正能量也就越来越多！

第八 拒绝法则——“好女人”要学会说“不”

人们总称赞某些女性“老好人”，是人见人爱的绝代“好女人”。女性老好人一定好吗？也许对他人而言，这样的女人确实不赖，但是对女人本身而言，却未必如此！

为什么呢？因为心理学家早指出：对他人过于友善，不懂得拒绝他人实际上是一种病态，名为“取悦病”。也就是不断以给予的方式取悦于人，为满足对方要求，从不对人说“不”字。

而且，过分取悦他人的女性“老好人”，还可能为此付出高昂代价：譬如活在对拒绝和失败的恐惧中，失去自我，时常自我责备，对人际关系缺乏安全感，无力抉择，疲于追求完美等。这种极度压抑的心理，无疑为癌症的滋生提供了肥沃土壤。因此，为了自己的心理健康，远离癌症困扰，作为女性“老好人”，你必须要改变这种过度与人为善，不懂得向别人说“不”的习惯。

很多人不好意思说“不”，但心里很想说“不”。当她们碍于面子没有说“不”字，而接受了某种事情或者某种安排后，她们的内心就会很纠结，会后悔自己当初为什么不拒绝，为什么没勇气说“不”。

我认识个朋友，人家请她出来做事，给了她每月5000元的报酬。她有点犹豫，觉得5000元对她的能力来说太少，但对方是朋友，她又不好直说，一直纠结着，最后还是答应了。结果，每个月拿到这5000元时她都不痛快，觉得自己的价值被低估了，觉得对方没有尊重自己，等于一边在付出，一边在郁闷。

其实，何必呢？有句话叫“丑话说在前头”，这是一种很理性的社会交往方式，她完全可以在最初和请她的人谈清楚，把自己的期待工资说出来，即便令对方有点难堪，也无所谓，至少多了一次互相说服的机会。无论对方能否被说服，都比她现在这么黑不提白不提地拿5000元的感觉要好得多。

和很多不敢说“不”的女人一样，她之所以不敢提，主要是不好意思，觉得这样会为难对方。但是，就为了这点面子，因为没说“不”，她在接下来的很长时间里都要为这个从心里不能接受的安排而郁闷，为这个没有说出的“不”付出代价，不停地为难自己，多不值得？其实，只要一个简单的“不”字，之后的事情就会轻松很多。**所以，学会说“不”，其实是对自己的保护和解脱。**

当然，拒绝的方式可以是多种多样的：有人喜欢你直截了当地告诉他“不”的理由，有人则需要你委婉含蓄地拒绝他。因此，需要了解说“不”的技巧：

表述客观理由　向对方说“不”时，千万不要让对方感到是你主观上不想帮忙，而要向对方表述你拒绝的客观理由。比如说，你自己的能力达不到，或者是社会条件不允许等。应该说，这些情况是对方也可认同的。所以，当你以这些所谓的客观理由来拒绝对方时，对方也比较能理解你的苦衷。

采用肢体语言　有时直接向对方说“不”，的确很让人难于启齿。也许你在心中也演练了许多次该怎么说，但每当面对对方时却又支支吾吾，说不到正题上面。那么，这时候，你不妨采用肢体语言去进行拒绝。比如，采用大家能理解的“摇头”（通常表示否定）就是很好的方式，别人一看你摇头，就明白你已拒绝了他，之后你就不用再多说了。

采取迂回战术　在许多敏感的问题上，不好直接说“不”时，对你来说，采取迂回战术，转移话题也不失为一个好办法。当然，如果你另有恰当的理由也行，不过要特别注意运用语气的转折。这样做，不答应对方，但也不至于因此而惹恼对方。

暂不给予答复　如果是你早已向他承诺过的事，你迟迟不给予答复显然是不合适的。这里所说的暂不给予答复，主要指对方向你提出了某种要求，而你却早先并没有答应过，只是表示要继续研究或考虑。在这种情形之下，对方可能就领会到你是不太愿意答应的，自然，一般也会很识趣地不再强迫你了。

第九　学会自己找寻幸福

“好女人”往往习惯于压抑自我，舍己为人，而现代社会又处在一个微妙时期，雷锋精神虽然永不过时，但却常常得不到正性的回馈。相反，很多人都认为自己是弱势群体，他人的付出是应该的，自己却不愿意相应地回馈他人，以至于愤世嫉俗、怨天尤人的社会情绪弥漫。在这种氛围中，“好女人”应该学会自主找寻幸福，借此以平和情绪，健康生活。

自主找寻幸福的前提是，承认自己也是个活生生的人，有着七情六欲，有着喜怒哀乐，也有着负面情绪，只不过“随怒随消”不让它持久，更不让它发酵，而且，不耿耿于怀，不留恋过去，更看重明天。

此外，还可以从博大精深的中国传统文化中找寻一些帮助自己幸福的技巧。例如，以下几个小方法有助于“好女人”保持幸福：

（1）遵从内心的真实想法与热情，选择自己有兴趣、有意义，并喜欢且会带来快乐的事去做，别太在意他人的说三道四。

（2）多和朋友在一起，常常聊聊天、上上街、购购物，须知，亲密的人际关系不仅是女性最为需要的，而且，最有可能给你带来幸福。

（3）学会接受失败及挫折。别让对失败的恐惧绊住你前行的步伐，阻止你尝试新的事物的信心。

（4）学会让生活简单点。须知，有些追求并没有意义，让她们赶时髦去吧。更多、更新，并不一定代表着最好，最适合于你。

（5）接纳自己的全部，包括好的、差的。允许自己偶尔的低沉、失落、伤感或烦躁，只不过要尽快调整过来。

（6）心怀感激与感恩。始终保持感恩之心，记住他人对自己的点滴恩惠，多从内心说声“谢谢”。

（7）随时与自己、与他人讲和，学会随时原谅自己与他人。

（8）记住：少管一点，放慢一点，糊涂一点，你会更幸福一点。放开手脚，让他人驰骋，因为每个人头顶都有自己的蓝天，如此，你既轻松，又快乐，别人还会感谢你。

（9）学会慷慨地给予。也许，你可能没有很多钱，也没有太多时间，但这不意味着你不能帮助别人，哪怕一个让座的举动、一个微笑、一个牵手，都可能给他人带来莫大的快乐，而你，则留有幸福。

（10）时常到自然环境中走走，让大自然洗涤一下你的心灵，让躯体活动拒抗你脑力的疲惫，你会收获幸福、快乐的。

千万别以太忙为借口，时常遵循上述小技巧，你就可以留住幸福与健康，摒弃疾病与郁闷！

第十　善于随时规避“怒火”

前已述及大怒大害身心健康，但郁闷而不发出来，也有损身体。

生活在现实社会，随时会遭遇不良境遇，令你欲怒不能！怎么办？当愤怒的情绪即将爆发时，如何对付？在此，有几个小对策可供选择：

（1）迅捷离开让你感到愤怒的现场。

（2）无法做到离开现场时，努力学会用意识来控制自己，同时进行自我暗示：别管它，就且当成一堆垃圾在发酵；并不断告诉自己，发火会伤身体。

（3）以腹式深呼吸方法，调控自己的情绪，不急于把“火”发出来。

（4）有意转移话题和视线，并配合仰视蓝天、眺望远处、盯着室内某个图景，甚至按摩自身某些穴位，如内关、曲池（或坐着时的太冲、太溪）等来舒缓愤怒，稳定情绪。

（5）平时注意随时释放郁怒。明代著名医家张景岳说过：“随怒随消未必致病。”因此，平时要注意随时释放郁闷。压抑日久，日积月累，最终会导致“火山爆发”，大怒不已。

（6）当自己意识到这一段时间自己特别郁闷，火气老是上涌时，你可以有意识地转移焦点或做点别的事情来释放郁闷之“火”。比如逛逛商店、购购物、游游泳、洗个热水澡、听听音乐、看看电视、找姐妹聊聊，等等。如此还不行，还无法彻底释放，还难以平息郁闷，则可远足，离开工作岗位一段时间。总之，不要暴怒，暴怒可能出现急病，暴怒忍过之后，还要给怒火一个消散的机会，不留后患。

（7）提高自己的心理素养，包括多看些佛家书籍及修身养性之类的书刊，逐步提高自己控制发怒的“阈值”！

二 何氏心理康复十八法

研究表明：肿瘤的发生发展与心理因素密切相关。临床上，至少84%的癌症患者存在不同程度的心理问题，约70%的患者始中处在对死亡恐惧之中，30%~45%的患者直接死于心因。因此，心理问题已成为中国癌症患者最大的敌人。而女性患者常又心细如发，这方面问题尤其严重。如何调治心理，对她们的康复至关重要。

下面简单介绍十八种方法，是我在几十年临床实践中总结出来的，也算得上是“中国式的肿瘤患者心理康复法”。尤其适合于女性患者！

第一　换一种方法思考

俗语说：认识决定态度，态度决定行为。事实的确如此。临床上，很多女性患病就是因为什么都看得很重，事事较真。

鉴于此，我则告诫说：要认识到生活中不是所有的事都非常重要，都必须认真对待，非达到完美不可的。其实，研究表明：人一生中所遇到的事，只有5%左右，属于非常重要或紧迫的；还有15%~25%，是比较紧迫的；剩下的70%~80%，大多不像人们自己想象的那么重要和紧迫。若你事事认真，势必长期有重压感而身心疲惫，甚至功能紊乱，终致患病。事事追求完美者，往往在这一点上犯了错误。因此，首先，要换一种方法思考，改变自身的认知、态度与行为！

要学会：重要的事必须及时做，认真做，一丝不苟；较重要的事，努力做好它；不重要的事情则放一边，不急着做，或者干脆不管它。

而且，要认识到：所有事务中，没有比自身健康更重要的了。

这方法，心理学称之为“认知疗法”。

有个史姓的老太，七十多岁找我看病，患的是肺泡癌，她打扮得特别精致，一看就是位有很好教养的女性。自报家门，资深会计师，一辈子搞精算的，看了我的书，得知何以自己生了这病，也不想手术，更不考虑放化疗，一定“痛改前非”，把什么都要追求精致、极致这种过去认为最好的品行改过来，希望我支持她能够活到平均期望寿命。我说这当然可以！因为肺泡癌本身恶性程度不高，我通常也会建议保守治疗为主。她从2008年10月找我就诊，至今已经近5年了，身体没有任何不适，气色倒比先前更好。因为她现在的生活与过去大不相同了，不再汲汲于追求诸事都要这样那样，彻底做了个甩手掌柜，只是空闲时在电脑上玩玩股票，且特别向我声明：绝不在乎赔赚，只是借此打发打发时间，消遣消遣，以免患上老年痴呆。女儿在一旁轻轻地说：“别看她这样随意，我妈玩股票到现在，还真的一直赚钱，还没有赔过……”其实，这就是辩证法，你越是从容，就越能成功。

第二　不做无谓的联想

生活中，很多人其实是被错误的思维方法所控制，以至于一直坎坎坷坷，诸事不顺。这些错误的思维程序中，最常见的是自我错误的联想，其表现形式最多见的是："如果……结果就一定……"并把这一子虚乌有的联想"结果"，误认为是必然发生之事，从而为其忐忑不安。

我们很多人的想法很自然，也似乎很有"道理"，例如：儿子这次大学没有考好，他这辈子就完了，也肯定讨不到老婆了，即使讨了，也一定是条件很差的，孙子也就别想了，我一辈子追求的，全完了，后半生也没有意义了……

癌症患者中，持如此思维程序者更是常见，比如："我这次CEA（癌胚）指标达到0.3了，上次指标只有0.1，一下子增高了这么多，下次指标就一定会达到1.0以上，很快就会超过正常值5这个数字的，到了5，那我就肯定复发了。怎么办？复发后，医师一定再要我化疗，那我可受不了啊！受不了不化疗，那我就一定完了，我完了，我全家就没希望了……"这是我每次门诊几乎都会碰到的啼笑皆非的诉说。这种联想有意义吗？这种联想，从方法到程序，都是错误的，其结果是没有任何正性意义的，只会吓死当事人。

首先，从思维程序说"如果……结果就一定……"是绝对错误的。如果只是假设，其结果则有多种可能。比尔·盖茨、乔布斯均没有上完大学，却都成了非常厉害的人物。我做老师这么多年，教的学生无数，并不特别欣赏规规矩矩、成绩满分的学生，因为他以后很可能只是个平庸的人。

况且，生物学或社会学和物理学中完全不一样，物理学水到100℃肯定沸腾，生物学只是讲概率，白细胞数量超过1万很可能是感染，也可能不是。社会学则更没有严格的规律。所以，很多事情的后果，绝不像自我错误联想的那么严重，从容应对，常常能够柳暗花明。很多抑郁、焦虑的人，特别是女性癌症患者，容易做出错误的联想，把后果想得很严重，想得很远、很多，其实完全没有必要！

你之所以耿耿于怀，走不出那个困境，是因为你把它看得太重了。

有位姓余的女士，卵巢癌局部肠转移（浸润），康复多年，一直很稳定，但她心中仍旧时时忐忑。世博会前后有一段时间，她有一个指标（CA-199）升高了，升高得不多，但天天紧张，每次门诊都要重复上面这类联想、推理。劝说多次，罔效。看着她紧张得日渐消瘦，我给了个建议：下一次去复查，同一天到三个大医院做同样的检查，都查CA-199。不久，她拿着三个医院的结果给我看，我一看乐了，三个医院的检查，结果误差在40%上下，最高的达54，最低的接近正常，只有38（正常是37）。我笑着对她说："你自己看看，究竟相信哪一张？都是大医院的，有意义吗？我早在《癌症只是慢性病》里说了'指标只是一种参考'，何必如此当真！害得自己天天胡思乱想，执迷不悟！弄得全家都心神不定……"她尴尬地笑了，此后，她的确变了很多，现在优哉游哉地乐活着。

不过，若令其在错误联想的路上一直走下去，倒真的会出问题，因为持续的恐惧不安，扰乱了内环境，真的会招惹癌症的死灰复燃！

第三　有时，糊涂点比事事明白更好

先讲一个故事。我有一个朋友是北京协和医科大学的校长助理，他有一次带队到西藏去，回来的时候给我打了一个电话，告诉我说，真的想不通，西藏那么多人，居然没有精神病院，没有肿瘤医院，精神病和恶性肿瘤的发病率较之其他地区都很低！真的很想不通。

你说西藏自然条件好吗？很一般！至少生活艰苦，再加上紫外线强烈照射，都会致癌。文化水平很高吗？也不见得！何以这些病发病率低？我觉得就是因为宗教信仰，让人们内心很安宁，大家安于现状，不会像其他地区的人这样浮躁，为了钱财，黑白颠倒地拼命，总被心中的不安催促着。

大家知道，鲁迅笔下有一个阿Q，阿Q是一个丑角。但是，据我判断，阿Q生癌的概率很小，糊里糊涂、自我安慰的“阿Q”心理，让他始终感到很高兴，很满足，很快乐。

以前有过研究，癌症患者在确诊癌症后又同时患有精神分裂症，按理说，这是雪上加霜的事情，但过了一段时间后，这些患了精神分裂症的患者被家属带到医院复查，结果发现，他们虽然仍“精神分裂”着，有的人身体里的癌症却消失了，为什么？因为他们有精神疾病，再没有正常人格下的欲望、奢求，心理彻底放松了，身体的自愈潜能也得以充分发挥。其实，早就有类似的报告说，偏执狂等患了癌，会康复得比常人好，因为他坚决否定自己患了癌。

有资料表明，尼泊尔、印度的癌症发病率、死亡率低于中国。因为宗教信仰使这些国家的癌症患者有精神支撑。我们在门诊中也早已注意到：有宗教信仰的患者（不管什么教），康复得就是比常人好。我的博士后徐丽女士，这些年来就一直在关注这一现象。

有个肾癌女患者，与我同龄，姓方，2005年求诊，她原来是搞精密仪表研究的，后来转向自己创业。看病时，她的企业已经做得很成功。看病初，老公先打招呼，说别跟她说实情，只说是良性囊肿。因为患者的肿块较小，我没有主张手术，只是做了微创（伽玛刀），也没有化、放疗。多年过去了，谁也没有说穿，她一直若无其事地快乐着、工作着，大家也都很庆幸。有一次，患者聚会，大家谈谈感受，本没有计划请她参与，她不邀自来。当时，我还有点吃惊，然后，她自谈了体会。原来，她第一时间就已经知道了实情，因为看着丈夫看病时“鬼鬼祟祟”的，于是她自己心里也明白了，到医院一查，全清楚了。她之所以不愿意挑明，是怕家里人有负担。她当时就想：既然无须手术，放疗、化疗，证明问题不是很严重。她说，当时她哭了一场，而后在日记上写着："日出东方，日落西方，天晴一天，天雨一天，哭着一天，笑着一天，何不快快乐乐每一天！"对此，大家很受感染。她接着说："我为什么很忙却不邀自到呢？就是想以我自己的经历，告诉姐妹兄弟们，别怕，糊涂点，会活得更好。"听完这些，大家对她肃然起敬。难怪乎，她企业也很成功，因为真正明白事理，真正做到了郑板桥所说的"难得糊涂"之境界！

其实，我们有时何不阿Q一下呢？学会自我调侃、自我释怀呢？特别是那种较真又敏感的"好女人"！事实表明：阿Q精神是自我平衡心理的非常重要的一招。

第四　勇于承认和面对现实

很多人，特别是健康出了问题，或者健康没有问题而在社会上碰到挫折的人，不敢或不能正视现实、面对现实，老是耿耿于怀。

我有个患友，内蒙古来的，身材很高大，专程跑到上海找我看病。我一号脉，问她是教师还是财务。她说："你怎么知道？我是小学校长。"我又说："凭我对你脉的判断，你是优秀的党员！"她说："对了！我的确是自治区优秀党员！你怎么知道的？我又没有和你说过，你真的'神'了！"我说："不是我'神'了，根据脉象，你是一个极其认真的人！你这样认真，不是优秀党员谁是优秀党员呢？"她说："我真的很郁闷，我对人都很好，拼死拼活地干，我为什么会得这个病？而且，很快转移了（她是左乳腺癌，后又发现左锁骨淋巴转移）……"我说："就是因为你这么认真，拼命忘了自己，才会生癌！生了癌，又不愿意面对，才会到今天这个地步的，都是因为透支太多了！所以，你的内分泌、神经系统始终处于紧张及失调状态。"

她说："教授，这么长时间，我一直没有想明白，一直郁闷得很，你一下子把我点明白了。我一直在想，上帝为什么对我这么不公平？我为什么会生癌？而且，这么快就转移了……从没想过是因为太较真儿，长期透支太多！看来，我应该承认、接受和面对这个现实了。”

因此，的确要学会承认及面对现实，也不要埋怨，因为没有意义及必要。

临床观察表明，很大一部分癌症患者，是在反复遭受挫折以后，纠缠于过去某个人和某件事才被癌缠上的。例如，被人背叛了、单位某领导给他穿小鞋，多年就一直纠缠在这些事情中，做什么事都不顺，后来发现患了癌症。

上海附近的吴江，我有一个老患者，她本人是医生，1996年生的肠癌，在我这儿治疗后，恢复得很好。2000年她带来一个患者，介绍说，这是她的小姐妹，当时才40岁，人长得挺漂亮。被介绍的女士一句话也不说，一直哭。原来，她和她的丈夫一起打拼多年，创办了一个企业。就在企业发展得非常不错时，她突然发现她的丈夫和别的年轻女人好上了，要跟她离婚，为了怄气，她当然不同意。

这样折腾了三四年后，她生了乳腺癌。她真是绝望到了极点，多次想自杀，但因为心疼子女，又不忍心。最后，她终于开口了，说：“这个女人（第三者）毁了我一辈子！”我说：“你的婚姻肯定没法维持下去了，你还不如自己想明白一点。”好一番劝说后，她打消了自杀念头，愿意配合治疗。

治疗一段时间后，我建议她：“别再死顶着了！否则，你看见你丈夫就会怒火丛生，产生强烈的负性情绪，对你康复不利。为了子女，也为了自己，你必须走出来……”

她接受了我的建议，把婚离了，在子女的支持下，控制了家中的绝大部分财产。她一方面积极治疗，一方面继续打点产业。大概半年以后，她就像换了一个人似的，气色很好。到现在，一切都维持得很好。她把这件事彻底放下后，就接手管理企业。由于她前夫是个喜欢挥霍的人，很快就没钱了，那个女人也就离开他了。

三五年后，她跟我说："我现在活得比我前夫好得多。"一晃，十多年过去了，她另有一番天地。来复诊时，她经常说："想想过去，我真傻，我犯得着为这些小事计较吗？我现在比他活得更好……"

我觉得，这才是一个"好女人"应有的态度。只有勇于接受与面对现实（哪怕是再残酷的），才能大步地告别过去，远离悲剧，走向新的生活。

第五 活在当下

"活在当下"是一个时髦的说法，年轻人喜欢说。但是我觉得成年人很多地方需要向年轻人学习，他们的生活方式代表了新的时代。不是说他们都对，而是我们很多的观念的确是落伍的。活在当下，学会享受今天，学会不断地调整自己的目标，这个非常重要！而且，这目标以短期为主，不要太高，然后不断延伸。

我有一个患者，姓倪，也是同龄人，原本插队入户在黑龙江，她1998年得了乳腺癌。她说："我怎么这么倒霉！我们几年前才从外地返回上海，家庭条件刚刚好一点，我就生癌了！而且，转移了（她也是左乳腺癌，左锁骨淋巴转移）！你看我倒霉不倒霉？"由于当时在化疗，全身情况很差，她就问我："能不能让我再活3个月？"我说这个简单，我保证你活到今年年底！我问她为什么有这样一个愿望。她说："我现在只有一个目标，为我女儿活着。我女儿今年要考高中了，能看到她考进好的高中，我也算了了一件心事，也就满足了……"后来，她女儿如愿以偿，考上了重点高中。年底，她又问："教授，能不能再保我活3年？"我说："你是不是想看着女儿考上大学啊？"她说："是的！这是我的新目标，她考上大学，我这辈子也就安心了！"我说："我保证你太太平平活过3年。"

3年过后，女儿考上了大学。她同病房转移的乳腺癌患者也走得差不多了。有一天，她又对我说："何教授，最后一次求你，我想看到我女儿大学毕业。"就这样，她一直有目标地活着，活到了今天。现在，提起此事，她还会流泪说："当时，要不是你保证我能活着，也许我和所有的病友一样，早就九泉之下相会了！"

她就是活在当下的实例，活得不急于求成，活好今天，不过分幻想明天。

心身医学研究提示：**希望是作为人的最后通路存在的，有希望，就会有动力，就会有明天**！故曰：哀莫大于心死。但这个希望又不可以定得太高，过于遥远。比如说，短期内，指标一定要如何如何，肿块大小一定要怎么样，以看得见、体会得到的感受（如活着）为目标，一步步争取，也许是最明智的！

所以，应鼓励人们不断地设定一个目标：**先享受今天的生活，要从容地、理性地享受今天的生活，学会享受；达到了，再设定新的目标；然后，不断地延伸，不断延伸就是你光彩的生活不断延续，就是你生命的价值不断提高。**

第六　斯托克代尔定律：既要有信心，又不可操之过急

对此，我先讲一个著名的故事。

1965年，美国海军上将斯托克代尔在越战时被俘，关押在河内希尔顿战俘营。作为被俘的美国最高级别将领，斯托克代尔没有受到任何优待，先后遭受了二十多次拷打，曾一度怀疑自己能否活着出去，直到8年后获释回国。与此同时，关在同一战俘营里的其他美国战俘，大都比将军年轻得多，身体状态也要好得多，却很快就死亡了。

美国学者吉姆听说这一情况后，采访将军，问道："8年时间你有很多

同伴不幸遇难，为何你能熬过来？”斯托克代尔想了想：“我一直渴望能活着出去，见到家人，这个愿望一直支撑着我！”

吉姆不解地问：“可是那些死去的人，应该也渴望着见到亲人的啊？”并追问，“那你同伴中最快死去的是哪些人呢？”斯托克代尔遗憾地答：“是那些过于乐观的人，他们总盼望圣诞节就可以被特赦，可节日过后没能如愿，于是又想复活节可以，结果还没被释放……这样失望接着失望，不久后便郁郁而终。”

停顿片刻后，斯托克代尔长叹了口气，讲起发生在监狱的事。由于各自被关禁在不同的牢房，同胞们看不到彼此，于是发明了一种秘密传递信息的方式，约定相互敲墙，以敲击的节奏来代替英文字母。开始时，大家都用敲墙来鼓励对方，节奏也严格按照约定。可是没多久，就有人破坏了规矩，经常在节日前后用急促的敲击来宣泄情绪，节奏与平日大相径庭。越来越多的人烦躁地敲着，监狱里喧闹难堪，此后，死去的人也日益增多……

对此，斯托克代尔总结出规律：那些刚进监狱的人，通常敲墙的节奏较为缓和，死亡概率很小；而那些被关禁时间较长的人，一旦敲墙的节奏变得急促而起伏较大，往往就将不久于人世。莫非胡乱敲击是不幸罹难的预兆？斯托克代尔惊诧于这个发现。此后，他便常提醒同胞要冷静，注意保持敲墙的节奏。他与同胞约定：每天只在相对固定时间敲墙，大家一起平和而有序地敲，这样持续了数百天后，果然，很少再有人死亡……

“有节奏地敲墙，其实是大家表达活着出去愿望的方式，可是如果杂乱无章，则将适得其反。”最后，斯托克代尔总结说，“这是非常深刻的教训。一个人不能对未来失去信念，但千万不要盲目乐观！现实世界永远要比我们假想的更复杂残酷！”

管理学家与心理学家注意到这种现象后，思考得更为深远。采访者吉姆·柯林斯写了长期畅销的管理学专著《从优秀到卓越》，根据斯托克代尔的故事，书中提炼出了管理学著名的“斯托克代尔悖论”，亦即：遇到困境既不可以丧失信心与信念，又不可盲目乐观，操之过急；而需要掌握一定的度，掌控一定的节奏，就像斯托克代尔将军主张的那样，有节奏地敲墙，既坚定地表达活着出去的愿望，避免杂乱无章，又可稳定情绪，防范因为焦躁或情绪失衡而徒生他变。

首先，在肿瘤临床上我们同样观察到：那些失望、绝望或康复信心缺乏者，往往不久于人世。他们倒不一定死于癌症本身，而是死于心理危机。因为前已述及“希望”是人作为最后的生存支撑点存在的，没了这个支撑点，华佗再世亦无济于事。所以，我经常在专业培训班上对青年医师说，癌症治疗，首先是治心，治心的关键是给予康复的信心与信念。

其次，那些特别认真、急于康复，天天盯着指标看，天天扳指头盼康复的人，也往往多灾多难，生命不长。何也？因为他们始终处在焦躁不安的状态，这种状态同样是慢性应激。慢性应激进一步恶化了内在失调的机能，常可促使癌症转移复发。这里，也有个“斯托克代尔悖论”。因此，我们明确主张：**生了癌，既要有能够康复，或者可以活下去的坚定信心与信念，但又不可操之过急，力求速效。因为癌症是种慢性病，对于慢性病，操之过急，往往欲速则不达！**

第七　学会及时表达情感，释放压力

心身医学呵护心身健康强调一个原则：要善于及时表达情感，不时地宣泄郁闷，释放压力。而且，这对于那些自我要求比较高的人尤其重要。

我不久前在博客上发了一篇文章，讨论了“面对癌症男女不一样”的问题。那篇文章两天的点击率就过10万。男女面对癌症，反应的确不一

样。简单说，男人生癌的概率比女性高得多，这有多重因素，其中有一个因素必须重视——中国社会习惯看法强调“男子汉，有泪不轻弹”，男性不能唠唠叨叨，东家长西家短的，否则，会被看作是失态、娘娘腔。相反，平时女性喜欢唠叨。社会习惯看法既不否定这一点，也不赞赏这一点。应该说：唠叨既是好习惯，也是坏习惯。唠叨可以帮助及时倾诉，那是好的，唠叨又可能滋生是非，那是负面的。

我曾经上班看见一对女同事在校门口聊天，中午回家休息时她们还在原地聊着，站着也不觉得累！她们话这么多，也可以说是一种优势，说着说着，就起到了助倾诉的作用。人是要学会倾诉的，倾诉是释放压力的一条主要途径。

学会倾诉，对释放压力、缓解郁闷、稳定情绪有好处。特别是男性，也包括那些平素善于自我克制的“好女人”，要学会倾诉，学会及时表达内心想法与情感，不时地释放自我内在压力。当然，方式方法很多：交交朋友、聊聊天、看些书，包括上网“冲浪”，还包括到大自然唱一通、哭一场都可以。其中，找朋友聊天，是最简单、最有效的，有助于抗抑郁。当然要讲究适度。

临床上，“闷格子”很容易被癌症，特别是胃癌盯上。此时，最好的康复手段也许不是药物及手术，而是学会及时通过聊天等方式，随时释放内在的郁闷。

王女士是某地方大学的党委成员，平素寡言少语，干事严谨谨慎，不苟言笑，口碑不错。忽闻其患了胃癌，大家初期惊愕，很快就有了评论。由该校的一位老朋友介绍来我处，请求给予帮助。我与她素昧平生，接触中只是感到她自我封闭得厉害，心理防线很顽强。时间一长，加上我俩对某些学科的涉猎有共同之处，沟通逐渐增多。得知她生长于单亲家庭，从小父亲要求严格，父亲学术有成，不苟言笑，在“文革”期间备受屈辱，她没有兄弟姐妹，因此，从小孤独得很，很少有人可以倾诉，长大了，只能以拼命努力、取得成绩来换取在社会上的立足之地。我帮她分析了疾病的起因，明确告诉她，她的病一定程度上与自己过于压抑的个性有关！她接受了我的解释。而后，我介绍她认识了一些同是胃癌的患友，男男女女，年龄都稍长于她，且都比较有文化层次。后来，据说他们经常沟通。现在，她已经退休多年，偶尔网上联系，她告诉我她参加了社区的多项老年户外活动，目前忙得很，而且，自我感觉癌症康复得很好！

第八　多交朋友，取得有效的社会支持

其实，人和人的关系既决定了你的存在价值，也决定了你的精神健康状况。俗语说：“朋友是最大的财富。”此话不假！从心身健康角度来看，社会支持理论认为：一个人的健康，有多个维系维度，社会关系也是重要维度之一。个人心身健康的标准，还要看他的社会适应性好不好。社会适应就靠朋友，这个朋友，不是通常意义上说的酒桌上的、你好我好这类“朋友”，而是在你困难的时候，可以随时向他放心地倾诉郁闷，不担心他会耻笑你、出卖你，且他可以给你一些帮助，至少可以给你一个安慰的朋友！这个很重要。

研究表明，一个人一生中，若可以信赖、可以随时倾诉的朋友一个也没有，这个人的身心早晚要出问题，早晚要生病。这就是社会支持的量和度绝对不够。一个人，有3～4个可以信赖、可以倾诉的朋友，有了问题，随时可以找人倾诉，很容易调整过来，这个人的社会支持的量和度就达到平均值。一个人，如果有6~7个可以信赖、可随时倾诉的好朋友，这个人的社会支持量和度都很强，即使有了波动、挫折，甚至大的风浪，一般也不会有太大的问题。因为朋友是最大的财富，大家可以帮助他渡过难关。当然，强调的是可以信赖、可以倾诉的朋友，而不是一般意义上的朋友。总之，一个人的社会支持度越高，患癌或其他很多疾病的概率就越低，即使生了病，也更容易恢复健康！确实，这个现象大家屡见不鲜，只不过还没有从理论上加以总结，“社会支持理论”则较好地解释了这一现象。大家要引起充分注意，平素积极结交真正意义上的朋友。

其实，前文所说的王女士，她之所以患了胃癌，问题就出在这里，解决了这一问题，也就比较顺利地走向了康复，过上了满意的日常生活了。

第九　培养多种兴趣爱好

培养多种兴趣爱好也是调整情绪的一个重要环节，对于女性来说尤其如此。通常，女性的兴趣远不如男性那么广泛、执着，更需要有意识地加以自我培养。我想，古代主张大家闺秀学琴棋书画，是很有道理的。年轻女性，情窦已萌，却只能深居大宅，守在闺房，没有兴趣爱好，肯定生理上、心理上是要出问题的。古医案中，大家闺秀们常常月经失调、患上痨病（如林黛玉）、虚损不已等，其实很可能是郁闷、抑郁所致，鼓励琴棋书画，其实是培养各种兴趣，帮助建立各种宣泄途径及通道。有研究表明，今天退休的老同志，兴趣广泛的，活得好一点；没有兴趣爱好的，只能老两口你看着我，我看着你，早晚要郁闷致病的！为什么退休两三年后是疾病高发期，一大因素就在于此，因此，谁都需要培养多种兴趣爱好，兴趣爱好越多，心身就越健康！

兴趣爱好既是宣泄郁闷的通路（泄洪道），也是支撑心身和谐的支架！这种通路与支架越多，越容易健康！只要别太过分，别玩物丧志即可。

兴趣爱好不仅可以帮助我们守住健康，而且，生了癌症还可以促进康复。这样的实例太多太多了！试举一二例说明之：

张翼，1997年查出晚期肠癌，手术后复发，医师断定他只能再活60天，他腹痛得苦不欲生，想自杀，没有成功。而后，在夫人鼓励下，他以学习微刻来止痛，因为微刻时精神高度集中，可一定程度转移疼痛感受。没想到的是，这居然帮助他逃脱了死亡恶魔的纠缠。他三十多天刻完王勃的《滕王阁序》后，不仅没有死，疼痛似乎还有所缓解。从此，他走上了微刻的“不归路”，刻出了四部经典，刻成了世界名人，刻就了抗癌明星，变绝对不可能为现实的完全康复，实实在在的可能！

一位姚姓的女士，1996年患的是恶性平滑肌肉瘤，找我之前的2年内，复发了3次，做了4次手术，当时还没有靶向药物，她开始用中医药。她爱好做纸花，最初做纸花只是为了变卖换点小钱，贴补治病亏空的经济，没想到居然上了瘾，从此一发不可收，成了日夜所好，还出了点小名气（当然，名气远没有张翼大）。她也优哉游哉，活到了今天，屈指一数，已是17个年头了，绝对是奇迹！而且，从那以后，她再没有复发过，自然，手术等也就全免了。

同样，姚姓的泽东老师，是中学美术教师，2006年确诊为晚期胰腺癌，没法手术，化疗、放疗都没有做，由于有阻黄，装了个支架，找我中医药调整。一晃，两三年过去了，恢复得不错！他生性爱好写生，想满足写生欲望，因其大病，夫人不予应允；与我商量，我则极力鼓励。拗不过我们俩，夫人只能答应。从此，他风雨无阻，背上写生夹，天天写生，乐此不疲！不久，因为康复良好，我建议他把支架取了出来。医师惊讶，从未见过装进去的支架还能够取出来，他取出支架又过了三四年，一切皆好，唯独人黑黝黝的，日晒雨淋之故也！他患胰腺癌后已经活过了7年多！

于女士，一位抗癌新明星，卵巢癌肝转移，化疗效果欠佳，受不了，只能放弃。回家一方面在我处接受中医药治疗，一方面发奋写书，当时估计书没法写完，关照他人帮忙续写。《活着就要努力绽放》出版了，她化疗时居高不下的CA-125指标下来了，令人不可思议地完全正常了，而且，肝内肿块液化了，没有活性了！最近，因为累，她指标有点小波动，她又开始写第二部书了。我相信：写书还能够帮助她控制指标！

我有两位胰腺癌患者，都是领导，都没法做根治手术，放化疗也只能够做到一半（一位压根没有做）。他们都迷上了高尔夫，天天泡在球场上，一位居然已经能与美国高手打平手。六七年过去了，他们俩身体都越来越好，指标也完全正常了！有一位说，只要一天不打球，就浑身不舒服！可见，他们不仅从病中康复了，而且，真正迷上了高尔夫运动！

何以兴趣爱好可以愈疾？其实，答案早已有了，《黄帝内经》中的"移易情性"就具有这类旨趣。微刻、写书、打高尔夫等只是一种形式，从精神心理治疗学角度来看，兴趣疗法的本质特点是种"转移疗法"，把对疾病的高度关注，转移到其他事情上面去了，而且，执着不已。这正是体现了"转移疗法"的本质。

说兴趣爱好等能够直接治疗各种疾病，似乎有点牵强。但很多情况下它的确很有保健意义，甚或是癌症不可或缺的配合性康复措施。

第十　"智者康"与读好书

古人曰"智者康"，经常读些好书有助于稳定情绪，长寿健康。例如，在古代，"人生七十古来稀"，在那时能够活到五十多岁已够可以了，60岁算长寿了。但孔子达73岁，孟子84岁寿终，墨子寿长92岁，孙思邈高寿则有多种说法，从101岁到160岁都有，柳公权高达88岁，陆游则活到85岁，乾隆皇帝终于89岁，都称得上是超乎寻常的寿星了。归纳原因，人们往往认为“智者康”“仁者寿”。

之所以要读书，是因为书是智者描绘的另一个新世界，它会使你眼界开阔，不再计较眼前的琐事，而且可以给你健康常识，或者说，至少可以转移你对死亡及疾病的过分注意力。

当然，现在的书，杂七杂八的太多，里面有很多太杂乱，甚至胡说八道的，我不主张大家去读这类书，建议大家读好书。

我的《癌症只是慢性病》，说不上是本好书，因为它是笔者临证有感而写，并非专门认真所作！但它却传递了一个重要的正确信息——癌症并不可怕，它只是一类慢性病，因此，该书不仅接连获得诸项大奖，而且，许多患者视为枕边书，有助于他们从忐忑不安中解脱出来，建议大家读一读。

我更愿意推荐的是诸如《相约星期二》（阿尔博姆）、《把心安顿好》（周国平）、《生命的不可思议》（胡因梦）、《我的死亡谁做主》（罗点点）、《向死而生》（贝克勒）、《超越死亡》（威尔伯）等，特别是星云法师等的佛家大作，这些，往往能够让人们领悟生命的真谛，更智慧地面对生老病死！

有个真实的故事。某病区一个年轻女患者，患的是乳腺癌，伴左锁骨上淋巴转移，手术前还有人来看望，术后便一直孤单一人，整天不说一句话。同房间另一床是位老太，患的是肠癌，术区时常疼痛，晚上经常痛醒，只见那女孩以泪洗面，正在哭泣，问她，一语不发。老太嘱咐陪床的老头多多留意，多加关照。第二天一早，老头从床的枕头底下拿出一本书，送给女孩看，女孩也没有拒绝。

当天晚上，只听见女孩那边的翻书声一夜未停，且抽泣声不断！第三天，女孩破天荒地一早起床了，跑到老太床前，跪着说了声“谢谢”便痛哭起来。原来，她是外地来的大学毕业生，刚刚在该城市找到工作，谈的男朋友见她患癌了，来看过她一两次后，便不辞而别。她也已得知自己乳腺癌有转移，家里穷，又在外地，不敢告知家人。说了也没有用，因为家里没有钱，她彻底失望了，原本计划在这一两天结束自己的生命，正在考虑用哪种方法苦痛少一点时，老太的关注，让她有了一丝希望。看了这本书，她突然感到，自己命不至死，何必如此了断自己！想想年迈的父母亲对自己的期望，她坚定了一定要活下去的信念，并特意答谢老两口在关键时刻的搭救之恩。后面的故事就不说了，她现在成了一位癌症康复志愿者，也找到了新的工作。而那本书就是《癌症只是慢性病》。因为获悉了对癌症的正确认识，她从绝望中走了出来。故“智者康”并非虚语！

第十一　学会享受慢生活

前已述及：快节奏是致癌的元凶之一。因此，守住健康就需要快慢有度，适度放慢自己的生活节奏，特别是健康已经有点问题的人（癌症患者），更应该给自己找一个充足的理由：上帝给了我放慢的理由！我应该慢节奏地享受生活！当然，是适度的慢节奏，同时应该做生活的“减法”。我们有一个口号：减法生活，储存明天，储存健康。

在德国，清晨6点就可听到上班族车轮滚滚的声音，但地中海沿岸，8点半刚从面包店买来早餐的家庭不在少数。特别是晚餐，人们会花很大心思加以安排，一切都很讲究，很有情趣。大家坐下来一吃就是几个小时，从开胃菜到汤到主菜到甜品，一道一道悠着点地上，喝的必定是葡萄酒。有些慢餐厅，还有娱乐项目，很多慢生活爱好者在这里一坐就是一整天。

希腊长寿岛以“慢”为秘诀。希腊地中海的一些岛屿被誉为“长寿之乡”，以百岁居民多为傲。他们的长寿秘诀之一就是慢吃，而且是吃自产的传统食物，定时定量，享受着慢生活带来的快乐与长寿。

“世界五大长寿之乡”包括中国广西的巴马、中国新疆的和田、格鲁吉亚的外高加索、巴基斯坦的罕萨、厄瓜多尔的比尔卡班巴。研究都表明，当地人们的长寿均与慢生活、享受生活情趣息息相关。

我年轻时也是拼命三郎，因此，三十岁出头就是上海市劳动模范。我的女儿在海外学习、工作多年，她回来就问我：“爸，你的生活中除了工作以外，就没有其他事情？”我觉得她问得对，所以，我开始思考这一问题。大家都应该思考这一问题，特别是身体已经有了一点偏差，患了肿瘤或生过肿瘤的人，就更需要学会放慢工作、生活节奏，否则，问题会越来越严重。

我有个上海郊区的患者，2008年找我看病时，已是晚期卵巢癌，盆腔积液一塌糊涂，没法手术了。我就用中西医结合的方式为她治疗，两三年后，居然控制得很好。她是搞教育管理的，原先一直闲不下来，人又特别要强，身体基本恢复后，被民营学校聘去做教务长。我一直叮嘱她：千万放慢节奏！但没想到她好了伤疤忘了痛，又全身心投入。几次折腾，疾病反复后，几次被控制，还是折腾，最后一次，她终于垮了！在最后一次求我救救她的时候，我目光正视着她，她的泪水一下子涌了出来！这时候，一切都晚矣！已无计可施了……我心酸的同时，也在暗暗发问：“要强的中国女人，你生病后，为什么不痛定思痛，让生活慢下来？”

第十二　了解生命有周期性变化

“智者康”也包括了解生命常识，以免因为误解而徒生不测。

临床上，许多患者的情绪波动并没有多少事实依据，有时候只是源于一些误解，最常见的就是不少人老为一些周期性的生理、心理变化而焦虑不安。因此，我们强调，每个人生理、心理、情绪、睡眠、饮食、体力等都会有周期性波折——有一段时间情绪好一点，有一段时间情绪差一点，体力、睡眠等都这样！就像天有晴雨、月有盈亏一样，很正常！大家也知道：月经就有周期性变化。

所以，要明白无误地告诉众人，这是正常规律，不必大惊小怪。只是你在低谷时，要这样自我安慰——这只是我的生理低谷，休整休整，很快会走出去！在高潮时，则又要学会快乐地享受生活和尽可能地创造性工作！切不可低潮时自我埋怨，或者一蹶不振！

第十三　投人以松，回馈以弛

对追求完美、敏感多疑的人，我建议学会给别人适度的宽松，包括给子女、家属、同事、部下等松松绑，让他们宽松宽松。给别人宽松氛围，也常可以回馈自己一个松弛的机会。今天的身心健康问题，关键是压力、紧张、挫折，弦绷得太紧了。所以，要学会通过给别人宽松，来协调整个工作氛围。

2008年底，我在上海市委党校双休讲堂给1000多个处级干部讲健康时，提出了上述观点，下面掌声一片！当时我猜测，他们想的也许就是：何老师你说得对！最好局长给我宽松一点的环境……那么，你有没有想过，你也给科长宽松一点的环境？

作为父母，你有没有想过，也应该给子女宽松一点的环境？给他们松松绑？我发现很多家长，常对子女要求苛刻，美其名曰："为的是让他们更好地沿着为他们设计的途径发展"，但事实上，往往只会导致父母子女之间的关系紧张，你老是要求他这样那样，什么应该做，什么不能做，你对他要求越严，他对你要求要么不听不从，十分冷淡，要么阳奉阴违，要么私下反抗，要么干脆逃避。这又反过来加剧了你自己的紧张状态！为什么不换一种方法，给他们适度的松弛？因为每个人头顶都有自己的一片蓝天，你给他适度松松绑，也许，很快他就回报你一个顺从加努力，让你得到从容与松弛。那既是一种生活情趣及享受，也是对你健康的一种很好的调节！何乐而不为呢？

可见，投人以松，回馈以弛。家庭及工作氛围的宽松环境，需要每一个人自己来营造，这个不仅仅涉及人际关系，也能确保你的身心健康。

须知，我们的很多麻烦是自己找的。

第十四　注重人文环境的呵护

我们现在已经开始注重自然环境，但还远远没有注意到人文环境同样重要。

什么是人文环境？具体说，就是你的家庭、工作单位、社交圈的人际关系小氛围。如果这个小氛围能够宽松、和谐，那么，你就生活在相对轻松、和谐、协调的氛围中，你的心身机能可能就更容易平和些、顺畅些，就可能会离偏差及心身病态更远一些。

我讲个简单的事例。我原来是上海某大学附中的，1998年我被该大学聘为他们教授癌症俱乐部的顾问。我当时好奇地问该俱乐部的会长，我说："教授癌症俱乐部是不是一定要教授才能参加？"他说："对啊，不是教授不能参加！"我说："你们会员一共有多少？"他说："有286个会员。"

我印象很深，当时我惊呆了！那时是20世纪90年代末，我问贵校一共有多少教授、副教授，包括在职的、退休的。他回答说，不到一千个。

我给他算一下："照你这个说法，不到一千个教授，就有286个人生癌了？"

回答是确实如此！我当时很纳闷。同济、交大、复旦，包括我们学校，都没有这么高，这个比例也高得太离谱了！

后来，我经过深入了解，解开了这个疑团：我对他们学校比较熟，是一个纯文科大学。那个时候，整个社会对文科并不重视，而历史至今，中国文人又一直“相轻”，相互间彼此蔑视，再加上当时社会给文科创造的机会也太少，只有一点点机会（要么上课，要么写书；而理科、工科、医科呢？可以接课题，可以搞设计，可以看门诊，可以做星期天工程师，机会多多）。所以，在文科独木桥上，只有你挤压我，我排斥你。那时候，搞文科的，除了论文，就是写书，就是上课，那个时候写书没这么好写，很难出版。上个课，才多少钱？故当时该大学同级教授的工资比我们低多了，人际关系也比我们复杂多了。这样下来，文科单位员工的癌症高发，就不难理解了。

其实，这非常典型。我们可以看到：**某个单位癌症高发的，除了生活方式不当外，一定就是人文环境、人文氛围出了问题！这就是人文环境问题。**鉴于此，我们呼吁，不仅仅要关注自然环境，同时还需注重人文环境的呵护及改善。

而人文环境的改变及改善，应该从现在就开始，应该从每个人自己做起，从你的家庭小环境开始，从你的办公室小环境开始，注重小节，这样，大家都可以活得很轻松、很滋润，从而很愉悦，心身很健康。

第十五　建立多个“疏泄”通道

研究表明：建立通畅的“疏泄”通道，对心身健康的维护，非常重要。

通畅的“疏泄”通道涉及很广，包括多交朋友，多培养兴趣爱好，建立多元的人生目标，学会及时享受生活等。及时享受生活不是乱来，而是会享受生活！一个健康的社会，应该是每个人都享受到快感的社会，享受快感不仅仅是你当时的一种体验上的快感，对你的心身紧张也是一种松弛，对你的心身健康也是一种增进。

“疏泄”通道还涉及学会及时表达情感。爱与被爱都是一种能力，需要及时表达；愤怒抑郁等负性情绪也需要及时释放，该怒就怒，不能憋在心里。中国古代医学家张景岳说过一句很著名的话，意思就是你有不满可以说出来，及时说出来就算了。应该说“喜怒忧思悲恐惊”是人生的多种调味品，相互制衡，相互协调，彼此消长，可以达到心绪平和、心身和谐。日本一些大的企业曾经创造了“发泄室”，让员工心情不畅时可以到里面尽情地打骂发泄。东方人热衷的迪斯科、卡拉OK等，都是发泄（疏泄）的通道及方法。

每个人都有自己的排遣郁闷的最佳方式方法，“疏泄”通道可以各自创造，首要的是，你要意识到这一问题的重要性，从而善于及时加以排遣。

注释《黄帝内经》的王冰说过：“人之为病，非天降之，人自为之！”人很多病，不是自然因素造成的，而是你自己的不良行为造成的恶果。通过通畅的“疏泄”通道，我们至少可以减少许多因为压力、压抑、郁闷所导致的健康问题。

第十六　秋冬天多晒晒太阳

我看过的一份材料说，广东人的健康状态（特别是肺病的情况）和广东每年阴霾天发生天数的增加，是呈高度正比的。现在，一方面蓝天的天数越来越少了；另一方面，现代人类有意无意，躲在人造的环境中，逃离了自然，过着冬天穿单衣、夏天穿棉袄的“反季节”样的生活（因为空调冷气开得太大了）。但别忘了，人是自然进化的产物，如此一来，尽管暂时舒适了，可祸根却埋下了！有研究提示：**这种不适宜自然的生活，或者说“反季节”的活法，是我们健康的一大隐患。**躲在家中，逃离自然，一大隐患就是抑郁、焦虑、失眠会大大增加，抵抗力大为削弱。更有研究证明：多晒太阳（特别是秋冬天），是增进健康、稳定睡眠、稳定情绪的好办法，还可以帮助抗抑郁。我们今天的太阳越来越珍贵了，开玩笑地说，也许以后要到飞机上才能看见蓝天白云了。

故一旦出现蓝天白云，别忘了趁机会出去走走，多晒晒太阳，尤其是秋冬天。

如果没有蓝天白云，心理学家告诫说：屋内的灯光尽量开得亮一些，也可以权作补充。

第十七　适度的户外活动

今天的人，脑力劳动越来越多，精神压力越来越大，但是和自然界的亲近却越来越少，故今天要多做适量的户外活动。有太阳就多利用，没有太阳，只要阴霾天不很严重，也要经常外出，散散步，活动活动，这是最简单有效的心身保健措施。散步的时候你就轻松了，还可以减肥，调整情绪，改善抑郁等。

今天，肥胖是很多病的元凶，包括癌症。国际抗癌联盟说："酗酒和肥胖是癌症的元凶！"这些活动，至少可以减少肥胖发生的概率，也可以帮助调节情绪，故非常重要。美国癌症学会和国家癌症研究所近日联合发布报告称："哪怕最微小的活动，比如一边看电视一边举饮料罐，对癌症患者都是有益的！"据美联社报道，美国《国家癌症研究院杂志》（JNCI）则在今年4月撰文指出：**运动应成为癌症标准治疗的一部分，同样也是防范癌症的重要一环。**

在对付癌症过程中，不论医生还是患者，关注的都只是能不能手术、有没有更好的药物，很少有临床医生开出诊断的同时，给过患者"运动处方”或是锻炼方面的建议。在美国《国家癌症研究院杂志》的一份综述中，作者纳入了1950~2011年45个相关的独立研究结果，获得了这样的结论：体能锻炼可以促使肿瘤患者的死亡率下降，包括乳腺癌、结肠癌的死亡率，以及导致所有癌症的总体死亡人数下降。

原因是这篇综述的作者发现：锻炼可以使患者在多个指标上获益，包括胰岛素水平、炎症相关的分子等。此外，运动还可能增强患者免疫力，改善细胞缺氧情况，而细胞缺氧也是促进癌症发展的重要因素。

的确，体能锻炼可改善血液循环，使人体吸氧量增多，增加人体免疫细胞，强化免疫机能，经常锻炼的人不容易生病（包括生癌）也是这个道理。我曾在江苏南通做过一个样本调查，发现经常参加体能锻炼的患者，5年生存率与生存质量均有所提高。但我们不建议肿瘤患者从事剧烈运动，而只是推荐长期的、轻中强度的有氧运动，如慢跑、爬山、打太极拳、游泳等，运动时间要保持在每周3次，每次至少30分钟，或是每周4次，每次至少20分钟。同时，不要让自己感觉太劳累。

第十八　调整一下生活环境或节奏

必要时脱离工作一段时间，或暂时改变一下生活环境及节奏，也可以看作是一种有效的治病方法，包括治疗躯体不适，包括改善情绪不良。

金元时期著名医师朱丹溪有一个案例很有意思。陈状元与其弟弟同时寒窗苦读多年，他考中了状元，弟弟却一无所成。不久，他荣归故里，显赫得很，弟弟却因此病倒了，患的是虚损，找了多位名医，皆无效，只能远道到浙中，找朱丹溪求治。丹溪看了后，开了方药，同时特别叮咛陈状元，回去找个好地方，离家稍微远一点，环境及条件要好，让弟弟住进新住处。状元遵嘱，弟弟服药后不久，果真大有起色。其实，这既是环境疗法，也寓有心理疗法意蕴。丹溪肯定洞察了其弟之病，不是单纯的虚损，自有失落、郁闷等心因存在，故综合兼顾，所以效果良好。

我们在治疗中也经常仿此意而提示患者注重改善生活工作环境或节奏。比如，某大学办公室主任患了卵巢癌，因为过分劳累，就建议她换一份工作，后来她调到了信访办，悠闲多了，病情也有所好转。某省城市府秘书长患胃癌，也是太累的因素，建议他复职后一定换岗位，他平调到编制办。有位大学女教师，两次患上乳腺癌，我了解到她不太善于处理人际关系，建议她换换工作，可独自操作性质的，于是她去了出版社当编辑。

改变环境很重要。北方多数地区冬天又冷又干，对于经济条件好一点的，我极力鼓动他们去三亚。有很多患者遵从我的建议，像候鸟一样，冬去夏回。有位女作家，原本有哮喘，患的是卵巢癌肺转移，生活在沈阳，一近冬天咳喘厉害，只能一半时间在医院里待着，现在年年候鸟般地飞来飞去，身体状态比生病前还要好。中华医学会心身医学分会的前任会长刘教授，2006年北京几家大医院确诊的胰腺癌晚期，没法手术、化放疗，只是装了个支架（因为出现了“阻黄”），来我处中医药调整，每年10月份去海南，来年四五月份回北方。熟识的人都知道，他原本哮喘厉害，冬天几乎是在医院度过。这几年大好，冬天还常下海，胰腺癌控制良好（已经整整7年了），而且，哮喘也控制住了！

改善环境还包括简单的土方法改变湿度等。冬天中国大多数地方干冷，对常人来说，也许无所谓，但对癌症患者来说，可能是要命的（特别是肺癌患者），至少会增加不适。为此，改善的方法很简单：用用加湿器，让环境的相对湿度维持在60%上下。很多患者因此而症状大有缓解。

有一个案例值得一提。某老年主妇，患了卵巢癌，治疗期间老伴因太着急了，死于心梗，先她而去。她术后回到家，天天看着老伴的遗像啼哭不止，欲放弃治疗。怎么办？与家人商量，先去女儿家住一段时间，后续治疗期间就不让其回原来的家。约半年后，把原来家中容易触景生情的布置，完全改了，以免她再次陷入困境。如此，效果不错。老太现在八十有余，优哉游哉，活得不错！

三　十八法中的“四大环节”

临床观察表明：心理问题的根源，往往在于过多的压力，而压力则来自过分的自我苛求、内外诱惑太多、自我要求太高、环境的各种刺激等，因此，如何帮助释放压力、缓解紧张、减少诱惑、消解刺激等是关键性的第一步。

压力每每导致情绪波动，而持续的情绪波动，则犹如平衡装置一直处在无序的工作状态，故稳定情绪第二环节。

情绪稳定了，配合身体的调整，可以帮助患者走出抑郁，持之以恒，包括帮助重新设置自我人生目标，加强内心修炼，久而久之，可以促进个性的优化。

倘若如此，则人的精神心理便趋于平和、成熟，心身间机能则可持续地协同，且互相增进，“平衡装置”便有效地起着呵护健康、增强快感、增添情趣之效，从而臻于理想的“精神内守，病安从来”之境界。

上述十八法的核心思想，就是围绕**释放压力**、**稳定情绪**、

走出抑郁、优化个性这四大环节而展开的，而且，这四大环节前后相互衔接，互为促进，形成一个整体。其中，释放压力比较容易做到，优化个性则需持之以恒若干年才能达到！

跋

我一直想写一本关于女性肿瘤预防的书，原因在序中已经详解。作为一个健康工作者及临床肿瘤大夫，面对临床女性癌症患者暴增，除了怜惜外，还有一丝愧疚与不安，因为我们如果可以做得更多些，也许情况就可以有一些改观。因此，4年前，草就了一份书稿，起名为《“好女人”更容易生癌》。阴错阳差，这份书稿一直在“冷库”里待着。龙年之尾，在京城与佟彤老师晤面，偶尔谈及此书稿。没想到，佟彤老师颇是兴奋，催促我务必尽快拿出来，并立即与编辑刘丹联系，约定交稿及书籍面世时间，似有截断我之后路之感。想想也对，像我这样手上事情一大堆的“懒者”，债多不愁，拖着拖着也许不知猴年马月才能面世。因此，下定决心，春节期间，排除万难，闭门不出，全身心地投入书稿写作。总算到了大年初六，终于可以“杀青”了！

本着对女性读者负责，此稿几乎全部推倒4年前的原稿，在其基础上重新写就。因为时过境迁，有很多认识深化，很多数据也不同。当然，如此也费时费工不少，好在还是有收获的。至少，自我感觉要比“冷冻着”的原稿强一些。

真心希望此书能够在帮助姐妹们远离癌魔的过程中，起到一些积极的作用，哪怕是一丝有益的指点亦可，吾心亦安，我这个春节闭门不出也是值得的。

书中所涉及的案例，与本人有关的，皆是真实的。部分人用了真名，因为她们自己已经公开了癌症患者的身份，且愿意以她们的经历去激励更多的姐妹兄弟；部分用的是假名，为的是尊重本人的意愿，减少对其的社会压力。但所有细节及过程则是真实的，都是本人亲力亲为的病诊。对此，希望见谅！

最后，要感谢许多朋友，在他们的帮助下，才成就了此书。佟彤老师是第一个要感谢的人，没有她，此书也许还要躺在“冷库”多年，她不仅催迫我尽快成稿，而且以她资深医师及记者、编辑的视角，加上女性本身的感受，给了此书诸多有益的建议与亮点，她并无私地帮助统校了全书，更令书稿增辉不少。其次，要感谢刘丹女士的工作，正是因为她的付出，促成了本书“呱呱坠地”。此外，李又顺先生在此书稿前期的准备中，给了不少帮助，向学君先生等也提供了不少方便。在此，一并致谢。

大年是吉利之时，在此吉利之际，恭祝天下的姐妹兄弟们能在今后的岁月中，守住健康，与幸福快乐长久为伴！

何裕民

癸巳年正月初六，于上海浦东